I0693695

Próstata Femenina
El Secreto del Punto G.

OMAR HEJEILE CH.

Copyright © 2024
Autor: Omar Hejeile Ch.
Derechos Reservados

Título: Próstata Femenina
ISBN: 9798321863879
Sello Editorial: WICCA S.A.S (978-958-8391)

ENCICLOPEDIA: "Universo de la Magia"
Diseño y Diagramación: Mario Sánchez C.

Prohibida su reproducción total o parcial. Ninguna parte de esta publicación, incluido el diseño de la carátula, puede ser reproducida, almacenada o transmitida de manera alguna, por ningún medio creado o por crearse, ya sea electrónico, químico, mecánico, óptico, de grabación, fotocopia, ni espacio de televisión, prensa, radio, internet, inteligencia artificial o cualquier otro creado o por crear, sin previa autorización escrita del autor y/o editor:

Editorial WICCA S.A.S.

La infracción de dichos derechos puede constituir un delito contra la propiedad intelectual. Con base en los derechos de autor las imágenes utilizadas para recrear son de uso libre, las que están dentro del libro.

www.omarhejeile.com

(Copyright 2024, Todos los Derechos Reservados
© EDITORIAL WICCA)

AUTOR
OMAR HEJEILE CH.

Editorial wicca, rescata el poder inconmensurable del ser humano y la naturaleza; un poder que todos poseen, sienten, perciben, pero pocos conocen, a través de los textos, programas de radio, se invita sin imponer una verdad o un concepto, para que cada uno que siente el. llamado desde su interior, quien descubre la magia delos sueños, y desea obtener el conocimiento, por ende, la transformación de su vida alcance el centro de la felicidad.

la vieja religión ha renacido... y está en sus manos.

WICCA
ESCUELA DE MAGIA

la vieja religión basada en el conocimiento mágico, de viejas culturas perdidas en el tiempo, escapadas del mundo de los hiperbóreos renacen como el fénix la armonía del hombre con la naturaleza.

Wicca, vocablo que procede de wise, wizard, significa "el oficio de los sabios" "los artesanos de la sabiduría" durante milenios de persecución, los documentos antiguos de la vieja religión permanecieron ocultos esperando el momento propicio del renacer, ahora, wicca, recupera algunos de los viejos conocimientos del influjo lunar, el sol, los grandes sabbats, el poder secreto de los encantamientos y embrujos, el arte de los sortilegios, el infinito mundo mágico de las plantas, el secreto de las estrellas.

más información en :
www.radiokronos.com
www.wiccausa.com

AL LECTOR:

Gracias por adquirir este documento, la mujer se ha relegado a un estado de sumisión y sometimiento desde la antigüedad.

Eso debe cambiar. El empoderamiento femenino nace cuando la mujer despierta a la realidad. Posee iguales derechos y tiene igual o más capacidad para desempeñar acciones y compromisos, así, como asumir tareas antes exclusivas del hombre.

Este libro demuestra la existencia de la próstata femenina, una condición anatómica, que, hasta hace poco, era exclusiva de los hombres, otorgándoles de forma equivocada el poder del «Macho»

La mujer posee fisiológicamente lo mismo. La igualdad mujer, hombre, es natural. La discriminación creada por este tema se ha destruido…

La mujer posee poderes desconocidos, cuando los comprenda se empoderará de su vida y su mundo.

Omar Hejeile Ch.

EL PODER MÁGICO DE LA PRÓSTATA DE LAS MUJERES.

¿Las mujeres tienen próstata?

¡Si tienen!

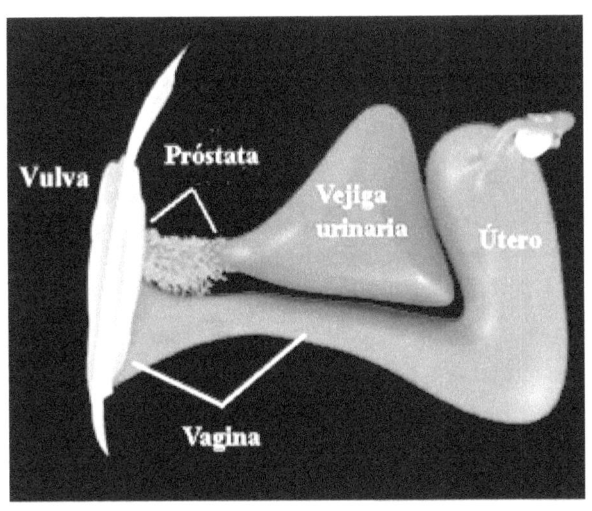

La primera expresión ¿Qué? ¿Las mujeres tienen próstata?

La respuesta es sí. Una cualidad desconocida de la sexualidad femenina. A pesar de descubrirse hace muchos años, se ha mantenido en reserva y secreto. Impidiendo, que se comprenda el gran poder y función que esta parte del cuerpo genera en la actitud, física y emocional de las mujeres.

Abordaremos este tema desde diferentes facetas, para luego concluir con la visión general del gran diamante. El poder de la vida que existe en el interior de cada una. El secreto celosamente guardado, y, escondido por los dogmas, para evitar el empoderamiento de las mujeres.

¿Qué tiene que ver la próstata con el empoderamiento?

Para comenzar, esta glándula atribuida solo a los hombres da como resultado la fuerza del ser en la producción de la vida.

Tener próstata, es tener poder. Desde la antigüedad se ha considerado que la mujer al carecer de ella es menos o más débil que el hombre.

Que, en su ausencia, no se tiene la fuerza, inteligencia, poderío, agresividad, virilidad, superioridad, atribuidas a los machos.

Es el hombre, símbolo del poder, músculo, testosterona, dominio, dirección y mando. Y, las mujeres por carecer de próstata. Son débiles, delicadas, menos inteligentes, frágiles, que solo sirven para obedecer al hombre.

Es donde se funden los conceptos y dogmas religiosos con las diferentes culturas de la cuales nace el referente con el machismo.

Esto tiene su origen en la naturaleza, donde los matriarcados predominan. O, el dominio de las hembras sobre los machos. En la gran mayoría de especies es la hembra, la alfa.

Se habla de dios macho. Se sugiere que los testículos del hombre y su pene son sinónimos de poder y fortaleza. Al contrario, las mujeres son subordinadas y sumisas, no pueden mandar, están hechas para obedecer.

Pero, si la mujer tiene próstata, la que produce el **«secreto del poder»** Esto la coloca en igualdad de condiciones con el hombre. Y obviamente, es

algo que no se puede aceptar.

En la historia de la humanidad, se ha apreciado la desventaja de las mujeres, con el total control de los hombres. El hombre empoderado y la mujer sometida.

Al descubrir la próstata femenina el concepto cambia. La balanza se equilibra, el hombre pierde la hegemonía sobre la mujer.

Y, esto, a muchos hombres y a algunas mujeres, no les gusta, que llegue el «empoderamiento femenino»

LA PRÓSTATA FEMENINA

Posee una serie de cualidades desconocidas, pero sospechadas por las mujeres que de alguna manera descubren que su cuerpo acusa cambios sustanciales cómo.

- Empoderamiento.
- Juventud.
- Mayor percepción.
- Sabiduría.
- Aumento de la intensidad sexual.
- Menores enfermedades.
- Menor pérdida muscular.

- Piel más tersa y lozana.
- Aumento de las capacidades mentales e inteligencia.
- Liderazgo.
- Dedicación.
- Fortaleza mental y física.
- Capacidades de liderazgo y dirección.
- Mayor capacidad para asumir riesgos.
- Mejor análisis o percepción de complejos procesos.
- Gran resistencia física y mental.
- Igual de condiciones con los hombres.
- Capacidad mental de asumir riesgos peligrosos.

El listado puede abrumar. Los beneficios de la «próstata femenina» son variados. Las mujeres que sin saberlo han descubierto estas cualidades inherentes con su desarrollo, logran el empoderamiento total, mejor desarrollo en su calidad de vida, sexual, económica y académica.

Es la causante, que hoy por hoy, las mujeres se aventuren en ocupaciones que antes eran exclusivas de los hombres, en ocasiones superándolos.

Antes de entrar a explorar el tema, resaltan algunos cuestionamientos de sucesos actuales.

- ¿Qué impulsa a una mujer a ser piloto de aviones de combate?
- ¿Cuál es la fuerza interna, que las motiva asumir grandes retos y riesgos?
- ¿Qué hay en las mujeres empresarias que logran éxito donde los hombres han fracasado?
- Por qué hoy, la mujer no teme una separación, a pesar de la existencia de los hijos.

Las que se han empoderado, sin saberlo y ante un despertar de la sexualidad por tantos años reprimida, activaron la producción de testosterona en la próstata femenina y, por ende, produciendo un cambio mental, **«el empoderamiento»**

HISTORIA

En la antigüedad, resalta la presencia de grandes mujeres, emprendedoras, luchadoras, de grandes capacidades, tanto físicas como mentales. Algunas de ellas, aunque son muchas más.

Hipatia de Alejandría: Matemática, astrónoma y

filosofa. En marzo de del año 415, fue asesinada por una muchedumbre de cristianos. No podían aceptar que una mujer tuviese tal conocimiento, eso era obra del maligno.

Juana de Arco: Una joven de gran poder, heroína francesa. Acusada después de sus victorias por brujería y condenada a morir quemada viva. Murió de forma horrenda, mientras su cuerpo se quemaba en mayo de 1431.

Así, algunas mujeres en la antigüedad poseían «algo» diferente con las demás. Un poder desconocido que asustó a la religión y a los hombres, seguidores del machismo.

¿Qué tenían en común?

El poder interior, la convicción, la fuerza de voluntad, la energía y el empoderamiento de la libertad y su vida.

Al remontarnos en los pasajes de la historia, resaltan las grandes y poderosas mujeres, pero, también el interrogante. ¿Por qué unas y no todas?

Ese el tema que la mayoría ignora. «El poder de la próstata femenina»

 15 

¿Ahora, como se descubrió y se sugirió su existencia?

Veamos otra faceta, la científica.

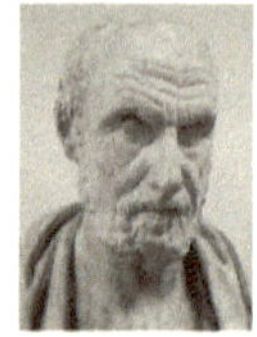

En el siglo IV A.C. El padre de la medicina Hipócrates, hablaba del líquido que expulsaban las mujeres, denominándolo «semen femenino»

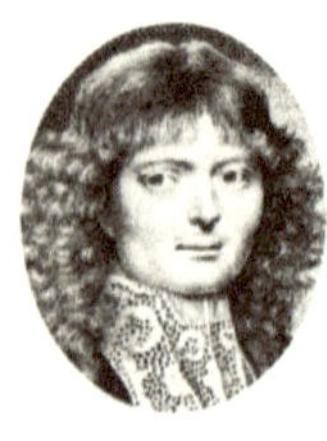

En 1672, el médico y anatomista neerlandés Regnier de Graaf, propuso la existencia de la próstata femenina.

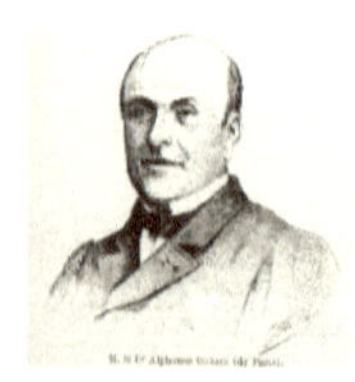

En 1850 el Doctor, Alphonse François Marie Guérin
Médico cirujano francés. Estudió medicina en París. Fue cirujano urológico y descubrió las glándulas de las mujeres. Dándoles el nombre de «Glándulas de Guérin» o «Seno de Guérin»

Doctor: Alexander Johnston Chalmers Skene

Estudió medicina en:

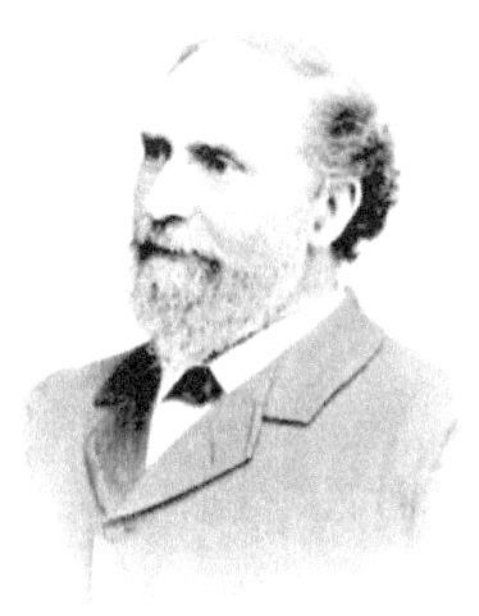

Universidad de King, hoy la universidad de Toronto.
Se graduó como médico ginecólogo en 1863.

El doctor Skene, describe dos glándulas ramificadas a ambos lados de la vagina que desembocan el vestíbulo. Se localizan alrededor de la uretra y desembocan el interior de la vulva a los dos lados, un poco más debajo del conducto uretral. Según él dijo:

«Son homólogas en su origen embrionario y sus funciones a la próstata de los hombres, A nivel celular son iguales a la próstata masculina»

El médico prefirió dar su apellido y llamarlas ***glándulas de Skene***.

No se sabe si el doctor Skene copió el descubrimiento del doctor Guérin. Comoquiera que sea, las coincidencias no existen.

De forma lamentable, el gran trabajo del doctor Skene, se vio empañado por sus conceptos machistas. Los cuales de alguna forma influyeron en los actos «depravados» que realizó en pos de la ciencia.

La forma cómo investigó, solo da vergüenza.

Su descubrimiento se realizó diseccionando mujeres irlandesas, que huían de la hambruna durante el siglo XIX, considerándolas **«Mujeres de raza inferior»** *Honor a esas mujeres, una macha que, que ha quedado sobre él.*

Pero… el concepto machista (aun en la ciencia) no podía aceptar tamaña aclaración. ¿Qué las mujeres tienen próstata? Eso llevo a definirlas como las «glándulas de Skene»

Una gran equivocación al evitar lo lógico y correcto, creando un sesgo informativo, las mujeres no tienen próstata, pero hay algo parecido, entonces dejemos «eso» como glándulas.

Y de manera lamentable, profesionales, médicos, ginecólogas y ginecólogos, sexólogos, psiquiatras, psicólogos, escritores y de todas áreas, hicieron rodar las imprentas, miles de libros, textos aún científicos, aceptaron lo que dijo Skene. Ahora, pues todo eso, está equivocado. Con una asombrosa declaración.

"Mientras que la próstata masculina rodea a la uretra, la próstata femenina, se distribuye sobre la pared de la uretra (Huffman, 1948; Zaviacic y col., 1983, 2000; Wernert y col., 1992). Esta es la principal diferencia macroscópica entre las glándulas prostáticas masculina y femenina. El grosor de la pared y la longitud de la uretra femenina limitan el tamaño de la próstata, que es más pequeña que en el hombre debido a estas razones. **No obstante, y a pesar del menor espacio disponible para la próstata femenina, esta posee todos los componentes estructurales característicos de la próstata masculina** (Zaviacic, 1987, 1999).

Toda la terminología del doctor Skene es rechazada por la comunidad científica de la CFITA.

*La Comisión Federativa Internacional sobre Terminología Anatómica (CFITA) en la reunión del 2001, en Orlando, FL, USA, acordó incluir el término próstata femenina (prostata feminina) en su próxima edición de Terminología Histológica, que se publicó en octubre de 2008. **Esta decisión prohíbe el uso posterior de los términos glándulas y/o ductos parauretrales, o el de Glándulas de Skene para nombrar a la próstata en la mujer.**
ejaculation.pdf (riseup.net) /

Una fuerte declaración que a algunas personas se les pasó por alto leer e investigar.

¿Qué es la CFITA?

Es el Comité Internacional Federativo de Terminología Anatómica.

Es un grupo de grandes científicos y profesionales, expertos e investigadores en

diferentes áreas, analizan e investigan la terminología morfológica de las estructuras del cuerpo humano.

Quienes integran este grupo multidisciplinario, son expertos en las áreas de la salud y la medicina. Ellos se reúnen para tratar, unificar y exponer, la terminología morfológica, atómica, histológica y embrionaria.

Así que la declaración de la CFITA, es concluyente y obligatoria en la nueva terminología médica.

Ordenó incluir el término "próstata femenina" prohibiendo el resto. **<u>Esta decisión prohíbe el uso posterior de los términos glándulas y/o ductos parauretrales, o el de Glándulas de Skene para nombrar a la próstata en la mujer</u>"**

Bueno, algunas personas tendrán que revaluar sus escritos y libros de ciencia. La mujer tiene próstata, punto.

Más allá de esto, y algo que permanece en algunas culturas, la ablación del clítoris. Una horrenda y

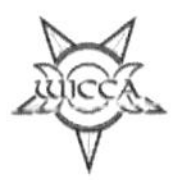

terrible mutilación igual que la circuncisión, algo que debe desaparecer del mundo.

Esto con el ánimo no solo de minimizar el placer sexual, sino todo lo que se relaciona con la sensibilidad, dominio, avance, progreso, éxito, empoderamiento de las mujeres, se pensó que, al hacerlo, la mujer quedaría para siempre sometida como esclava.

La biblia en sus apartes demuestra el desprecio de dios hacia las mujeres, considerándolas inmundas e inservibles.

Así, el descubrimiento que colocaba en igualdad al hombre frente a la mujer debía evitarse. Una forma de mantener el dominio machista.

El doctor Skene, comprueba y demuestra que: la próstata femenina, **«análoga»** de la masculina, realiza la misma función en producción de:

Químicos producidos tanto por la próstata femenina como masculina.

- Zinc.
- Ácido cítrico.
- Proteínas y enzimas.
- Creatina.
- Enzima fosfatasa ácida prostática.
- **Proteína antígeno prostático específico**.
- Glucosa y fructuosa.

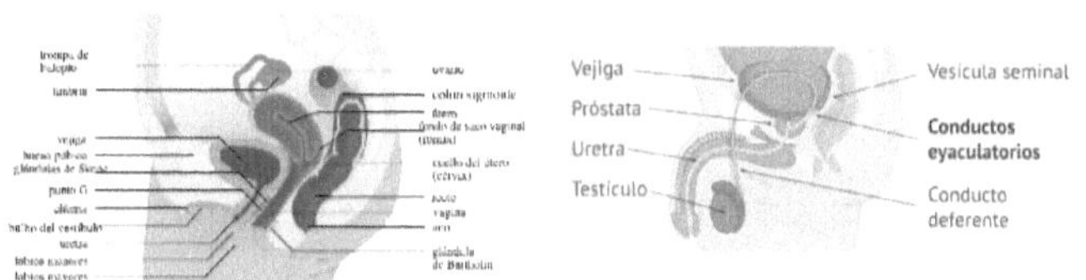

Tanto en la mujer como en el hombre, los conductos eyaculatorios son similares. La eyaculación femenina contiene químicos idénticos, que, lubrican y nutren los espermas.

El doctor Skene, evaluó todo el proceso desde la gestación, esta, obedece con los cromosomas sexuales, XX para hembras y, XY para los machos, hasta ahí todo normal.

Pero, la naturaleza es compleja en su comportamiento. Solo entre la octava y undécima semana de gestación, el feto comienza

a desarrollar sus características sexuales.

Hasta este momento, el feto tiene las dos opciones, sé mujer u hombre.

Toda la información genética contenida a nivel fisiológico y anatómico demuestra que en este punto el feto es al tiempo mujer y hombre, sin que se haya desarrollado uno u otro género como tal.

La diferenciación sexual del feto se produce por la hormona antimülleriana (AMH) que tienen tanto las mujeres como los hombres, pero con condiciones diferentes de localización y funciones.

A modo simplificado la secuencia sería más o menos así.

- Formación de las gónadas indiferenciadas, se forman durante las primeras semanas de gestación, tienen el potencial de convertirse en ovarios o testículos.
- La diferenciación de las gónadas es regulada por diversos genes, entre ellos,

 24 

SRY en el cromosoma. Y, si está presente, se convierte en testículos. Si no está presente, se desarrollan los ovarios.

- Al formarse los testículos, las células de Sertoli producen la hormona antimülleriana, (AMH) En los ovarios se producen las células de la granulosa.

- La testosterona producida en el testículo estimula el desarrollo de órganos sexuales masculinos, si se encuentra ausente, se desarrollan los órganos sexuales femeninos.

Todo un proceso, profundo y misterioso, donde se define el género sexual y toda la vida.

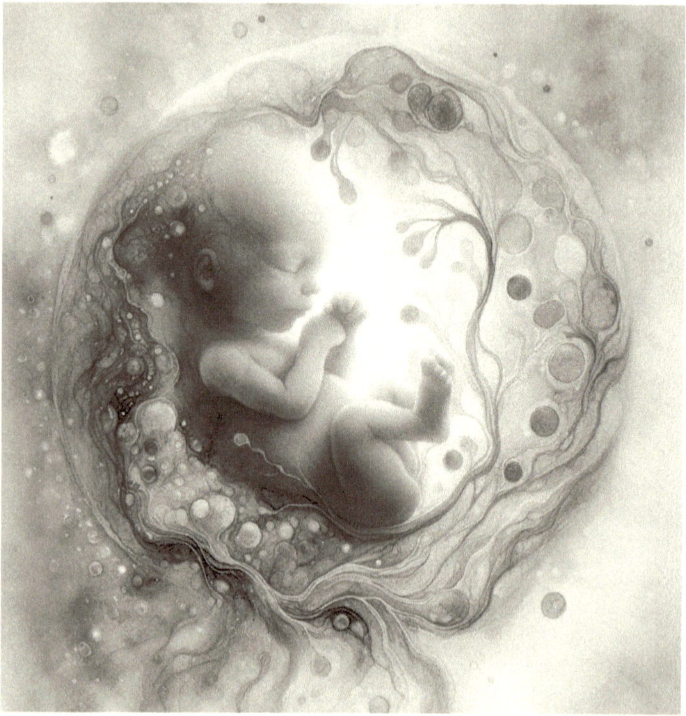

Es, dentro de lo simple, un proceso complejo, que involucra todo el sistema hormonal. En ocasiones se considera que el influjo lunar tiene algún tipo de influencia sobre su activad o inhibición.

Lo anterior entra en el universo de lo especulativo, pero, las mujeres en la antigüedad, brujas y ancianas consideraban que, en determinadas fases de luna, podía nacer un varón o una hembra.

Si la ciencia, no va a considerar el influjo lunar como elemento que induce uno u otro sexo. Así que el tema queda solo en ámbito de las leyendas o folclore. ¿O tal vez no?

¿Cómo se produce uno, u otra variación sexual?

Entremos en campo complejo, sin la terminología científica a manera de historia.

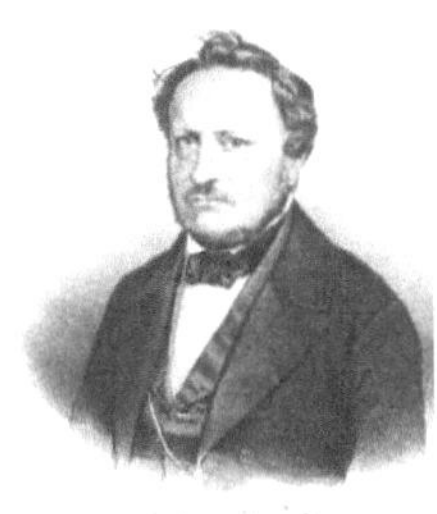

El doctor Dr. Peter Mueller en 1939, descubrió la hormona antimülleriana (AMH).
Al inicio, para detectar el cáncer ovárico. Este gran médico dedicado al estudio embrionario analizó diferentes procesos con esta proteína, incluyendo el efecto sobre el desarrollo sexual en la etapa embrionaria. En la época moderna, se utiliza como marcador para predecir la reserva ovárica y la fertilidad.

La hormona antimülleriana (AMH) es, junto con todas, la que produce una serie de cambios hormonales causante de la diferenciación sexual en el feto.

La cual ocurre entre la octava a la decimoprimera semana de gestación. Induciendo uno u otro sexo. Esto, considera que antes de la octava semana, todos los fetos, tienen el potencial para desarrollar características tanto masculinas como femeninas, independiente de los cromosomas XX o XY.

De acuerdo con la presencia, aumento, disminución de determinadas hormonas. La suma de estas condiciones determina las características sexuales específicas de uno u otro género. Ya, sin confirmar, existe la posibilidad que alguna variación hormonal y genética, desarrolle en la etapa temprana otra alteración sexual.

En el desarrollo embrionario se pueden presentar mujeres con genitales masculinos y hombres con genitales femeninos.

La hormona antimülleriana al activarse por los testículos, da como resultado un varón. Al estar inhibida da las características de una hembra.

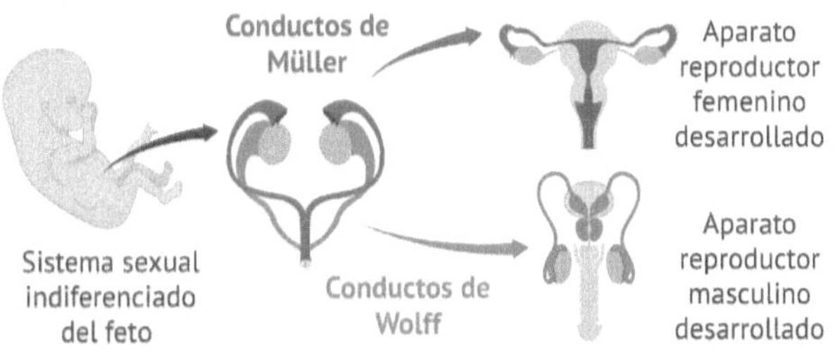

Al estar los niveles bajos de (AMH) Los conductos de Müller se convierten en el útero, trompas de Falopio y la vagina. Mientras los conductos de Wolff o mesonéfrico se desarrolla en la etapa embrionaria para formar los conductos testiculares, el epidídimo y conducto deferente.

Si los niveles son altos de (AMH) los conductos se encogen convirtiéndose en los órganos genitales masculinos. De esta forma, el feto posee todos los órganos reproductores, los cuales se desarrollan con una determinada característica sexual, incluyendo la próstata, así que, todas las mujeres tienen próstata.

El doctor Skene, lo dejo claro. «Son homólogas, en su origen embrionario y sus funciones, a la próstata del varón» Fuera que, a niveles celulares, son idénticas.

Con lo anterior, resalta que las glándulas de Skene son en realidad la próstata femenina. Lejos del concepto machista que por alguna razón de ideologías evitó reconocerlo.

Transgénero e intersexuales

Con lo anterior se aprecia que, durante el desarrollo de las características sexuales, por alguna variación de la (AMH) el feto puede tener diferentes órganos sexuales.

- Cuerpo de mujer, con genitales de hombre.
- Cuerpo de hombre, con genitales de mujer.
- Cuerpo con dobles genitales.

Es un área desconocida, si la (AMH) codifica el proceso hormonal, con otra serie de alteraciones

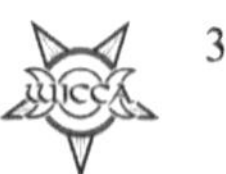

u otros factores, aun los mentales, pueden influir en esta variación que no se debe considerar como anomalía o alteración.

Tomando en cuenta lo expuesto, el feto "cuántico", (Octava semana, puede desarrollar cualquiera de las características sexuales) dependiendo de la (AMH) los conductos de Müller y Wolff se pueden cruzar, sin que esto limite o cambie, las demás funciones orgánicas.

El problema de la aceptación existe más en los contenidos culturales e ignorancia social sobre el tema. Llegado a desencadenar fobias hacia quienes tienen diferentes desarrollos sexuales.

Este proceso se puede considerar natural, sus cualidades físicas, mentales, cognitivas, no difieren de quienes tienen órganos genitales diferentes. De hecho, es un argumento que aparece en la historia desde hace más 4500 años.

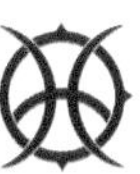

La primera cultura humana, los sumerios, dejaron textos donde documentaban a sus sacerdotes llamados **«*Galas*»** que pueden haber sido andróginos.

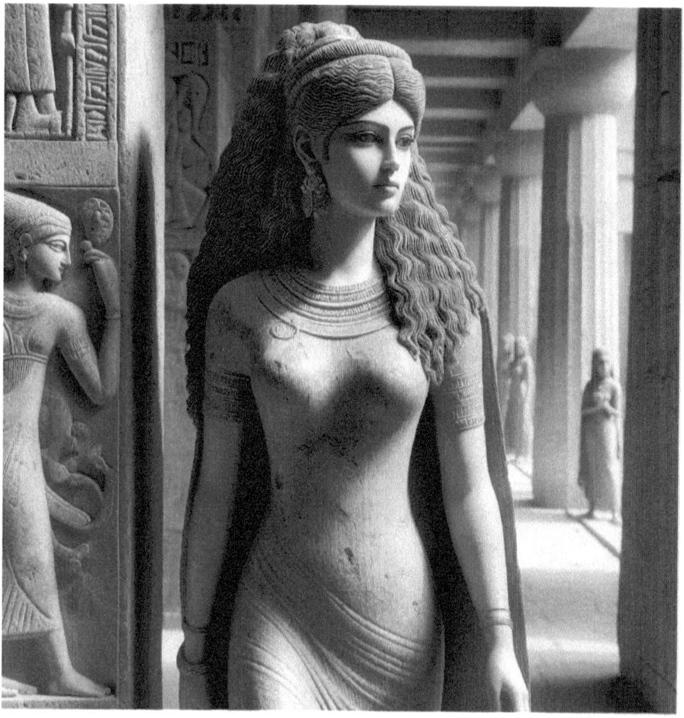

Este argumento abre un abanico de posibilidades, se reduce básicamente al concepto que todos los seres humanos son bisexuales, en el sentido de poseer los dos géneros sexuales o andróginos.

A manera de información en el hombre, los cambios hormonales, producen ginecomastia acompañada de galactorrea. En otras palabras, más comprensibles, producción de leche materna y crecimiento de las glándulas mamarias. En sí no es una enfermedad ni tiene síntomas diferentes a una descompensación hormonal. Pero, como toda alteración hormonal puede esconder algún tipo de problema no diagnosticado…

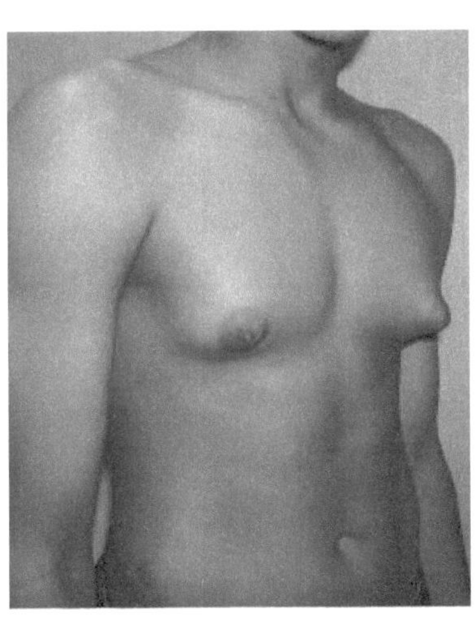

¿Para qué sirven las tetas, senos y pezones de los hombres?

Para lo que se hicieron.

«*Producir leche materna*»

Y, ¡La producen! Los senos de los hombres crecen al tener un cambio hormonal o aumento de la prolactina, las glándulas mamarias crecen produciendo leche materna, de forma similar que los senos de las mujeres. Si son estimuladas pueden amamantar.

Igual sucede con los demás órganos. En la edad adulta, cerca de la menopausia y andropausia, el cambio hormonal puede inducir un cambio o diferentes tendencias en los comportamientos sexuales.

El interrogante es: ¿Qué se considera normal? ¿Qué se considera anormal? Y Cuál es la explicación que defina biológicamente lo uno de lo otro.

Siendo procesos naturales que en sí la naturaleza compensa con el desarrollo de otras características, por ahora desconocidas. Algo similar con la próstata femenina. La glándula del empoderamiento.

Sin entrar en discusiones científicas o médicas, la investigación sobre la sexualidad cada día aporta nuevos y profundos conocimientos. Este tema es tratado en este documento como informativo y cultural.

La variación de las hormonas en la edad adulta por diferentes causas genera una baja de testosterona, al aumentar los estrógenos se producen tendencias femeninas. Una baja de estrógenos aumenta la testosterona generando rasgos masculinos.

Fluido prostático seminal femenino

Entremos a otro tema tabú. La sexualidad femenina dista de la masculina, aunque el proceso sea similar. Tomando en cuenta que la mujer es multiorgásmica, esto quiere decir que puede tener múltiples orgasmos dentro de una sola relación sexual.

Pero, viene una pregunta. ¿Se tienen múltiples orgasmos o tiene uno solo y extenso, segmentado por episodios cortos?

Definir la sensación de un orgasmo varía de mujer en mujer. Para unas, la sensación puede tener una intermitencia y considerar múltiples orgasmos. Para otras menos y, otras, no sentir la sensación de placer total, otras más sin sensaciones.

Los condicionamientos mentales crean limitaciones, los estados emocionales influyen directamente sobre la excitación y el deseo, llegando a los dos extremos una intensa pasión o una total frigidez.

La sexualidad ha estado cargada de tabús, limitaciones, condenas, represiones y sometimiento, pero en el otro extremo de la balanza, una gran desinhibición y libertad, múltiples sensaciones, incluyendo la promiscuidad.

Es en esta libertad, donde se ha demostrado que los orgasmos múltiples se presentan con más frecuencia. En las relaciones sexuales entre dos mujeres, los orgasmos son más largos, prolongados y múltiples. A diferencia con los hombres, donde los orgasmos son menores.

Suceso que no es general, el hombre, que no puede controlar su eyaculación o que sufre de: eyaculación precoz, disfunción eréctil, le será muy difícil satisfacer a una mujer.

En el común, la relación, hombre, mujer, solo tiene un orgasmo en promedio. Aunque dependiendo de la edad, estado físico, etc. Puede tener múltiples relaciones en un corto espacio de tiempo.

Aunque la sexualidad hoy tiene otros contenidos, las mujeres han descubierto que las sensaciones son más profundas y placenteras, tanto con la masturbación, relaciones con otras mujeres, tríos, etc., no dejando de lado la relación heterosexual.

Al llegar al estado del clímax, el hombre eyacula, al momento de saciarse, se produce una relajación completa, necesitando de algún tiempo para tener una nueva erección.

En la mujer ocurre lo contrario, luego de un orgasmo, sigue sintiendo placer, se puede prolongar por algún tiempo. Llegado a percibir múltiples orgasmos.

Esta condición especial hace que la relación sexual entre dos mujeres logre un nivel de alta intensidad. Las dos, se prodigan intensas caricias

placenteras durante largos periodos de tiempo.

Si bien, lo mismo se logra con el hombre, este debe aprender a controlar la eyaculación. Segmentando en encuentro sexual en pequeños episodios. De esta forma, la mujer logra múltiples orgasmos.

Ahora, tanto la mujer como el hombre dentro de la sexualidad, la próstata posee un importante ingrediente, al momento del orgasmo o clímax, la eyaculación.

El acto sexual no solo produce un placer momentáneo. Muy al contrario, la estimulación hormonal, producto de la eyaculación prostática, tanto en la mujer como en el hombre produce una intensa descarga hormonal durante los siguientes días.

Esto permite que el cortisol, oxitocina, adrenalina, dopamina, vasopresina, etc., se liberen inundando el cuerpo con diferentes químicos, los que aportan bienestar tanto físico como emocional. Al tiempo que estimula la producción de estrógenos, elastina, testosterona, etc.

Una de las razones por las cuales una actividad sexual intensa, produce la «iluminación» obedece con la carga hormonal, la que hace que se perciba la sensación de bienestar. La piel cambia, la mirada, el cabello y los ojos se tornan brillantes.

Estos beneficios se conocían en la antigua Grecia, donde se les sugería a las mujeres, tener una mayor actividad sexual de forma constante, para evitar enfermedades, verse y sentirse mejor. Las heteras conocían variadas formas de masturbación placentera hasta alcanzar el néctar de Afrodita.

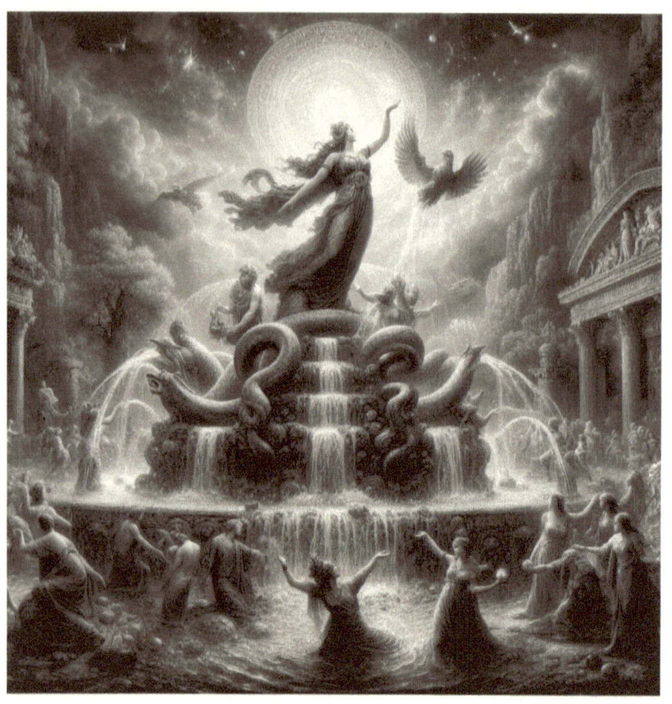

La diosa Afrodita, la diosa del amor ,las mujeres y las heteras. Cuentan algunas leyendas, que, el elixir de la eterna juventud es el fluido mágico de las mujeres, y puede que esto tengan razón, ya lo veremos. La diosa Panacea representada por el cáliz, que es sí el útero, relacionaba el néctar de Afrodita, con la fuente de la eterna juventud.

Sin embargo, este tema entre el campo de la especulación,   charlatanería,   mentira, pseudociencia, etc. Pero, miremos lo que dice la ciencia.

Eyaculación femenina

La mujer, durante la excitación, así sea mental o por manipulación o caricias genitales, o dentro del clímax, percibe una serie de sensaciones. Pequeñas convulsiones rítmicas le avisan que está a punto de liberar el contenido de su vaginal o humedecerse.

La gran mayoría, lo consideran como deseos de orinar. En ocasiones no lo pueden controlar liberando pequeñas cantidades. Durante la relación, esta sensación inhibe la liberación. El miedo a mojar la cama u orinarse, el temor a la reacción de la pareja, le hace contenerse, condicionan un reflejo, anulando la fuente de poder prostático.

El consenso médico estaba dividido suponiendo que la «eyaculación femenina» es solo orina. Pero, las investigaciones demostraron que:

El doctor Gary Schubach

Estudiante del Instituto de Estudios Avanzados

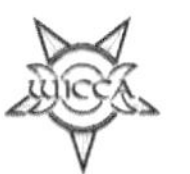

de Sexualidad Humana de San Francisco, CA. Recibió el doctorado en Educación de Sexualidad Humana.

Un gran conferencista y educador sexual de amplio reconocimiento en la investigación sobre la eyaculación femenina y el punto G.

Él, investigo el proceso de la eyaculación femenina en los diferentes aspectos de la excitación sexual. El flujo inicial o humedad durante el comienzo de la ovulación, donde, la mujer acusa la liberación de un flujo transparente, espeso y blanquecino.

En octubre de 1996 Escribió el artículo titulado *«Expulsiones Uretrales durante la excitación sexual y cateterismo de la vejiga»*

Este estudio se realizó con siete mujeres, tratando de explicar la eyaculación y la participación de conocido punto G o punto de alta excitación.

Es aquí, donde viene otro aparte interesante que sirve para confirmar lo expuesto. El doctor

Schubach, declaro: ***«El punto G es un término científico «incorrecto»*** Lo correcto es ***«Próstata Femenina»***. Ni glándulas parauretrales ni periuretrales.

Pero, ante esta aclaración, se trató de imponer el concepto de Skene, negando la próstata femenina y sí imponiendo el concepto de las «Glándulas de Skene»

Para recordar: él, impuso su apellido para evitar reconocer la ***próstata femenina,*** tratando de evitar que se demostrará la existencia de esta.

Ahora, adicional con todo lo anterior, el doctor Schubach, hace acotación al famoso artículo de 1950 de Ernst Gräfenberg, ***«El papel de la uretra en el orgasmo femenino»*** Donde demuestra claramente que **«Próstata Femenina»** <u>Es el término correcto.</u>

El doctor: Ernst Gräfenberg, ginecólogo alemán en 1950, dijo haber descubierto esa zona. Desde entonces se popularizó el punto G.

Pero las investigaciones realizadas con

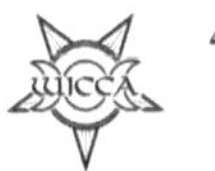 43 

posterioridad, el doctor Amichai Kilchevsky, urólogo del Hospital New Haven de la Universidad de Yale en Connecticut.

Se puso en la tarea de revisar todos los documentos sobre el punto G desde el año 1950, llegando a la conclusión de:

"Las mediciones objetivas no lograron ofrecer evidencia clara y consistente de la existencia de un lugar anatómico que pueda estar relacionado con el famoso punto G".

Para confirmar lo anterior, en la revista de medicina sexual *(Journal of Sexual Medicine)*

El doctor: Angelo Francesco Emmanuele Jannini. Médico y académico italiano, profesor titular de endocrinología y sexología médica de la Universidad de Roma Tor Vergata.

Analizó las expulsiones de una mujer de 43 años, observó un líquido abundante y transparente de una eliminación abundante tipo Squirt contenía: urea, ácido úrico, y creatina. Esto demostró que el líquido liberado era orina proveniente de la

vejiga, en otras palabras, era orina eyaculada durante el orgasmo de forma abundante.

Al tiempo: encontraron algo sorprendente en la eyaculación de la mujer de 43 años. Un líquido o sustancia espesa, translúcida, contenía una composición similar con los químicos que produce la próstata, tanto la femenina como la masculina. Y, esta es la verdadera eyaculación femenina, una eyaculación prostática.

Conclusión:

*"**La eyaculación femenina y el squirting son dos fenómenos diferentes**. Los órganos y los mecanismos que los producen son diferentes. **La eyaculación femenina real es la liberación de un líquido blanquecino, espeso y escaso desde la próstata femenina,** mientras que el squirting es la expulsión de un líquido diluido desde la vejiga urinaria"*

Así queda claro que el squirting no es eyaculación femenina, sino orina expulsada por la relajación del esfínter urinario durante el orgasmo.

Y, que, la verdadera eyaculación femenina es

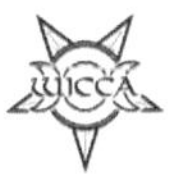 

liberación de un líquido espeso de la próstata o **semen femenino,** igual que en el hombre.

Con esto, queda claro que: el punto G es realmente un estímulo sobre la próstata tanto de las mujeres como de los hombres.

Con lo anterior, se ha demostrado que: tanto la próstata de la mujer como la del hombre, producen los mismos químicos. Que, antes de las ocho semanas de gestación, el feto posee las mismas capacidades para desarrollar una hembra o un varón, por ende, la próstata ya existe en el feto indiferenciado.

Aclaro, no estoy imponiendo nada. Es lo que dice la ciencia y el sinnúmero de estudios que hoy existen sobre el tema. ¿Por qué no se habla de esto?

EL PUNTO G

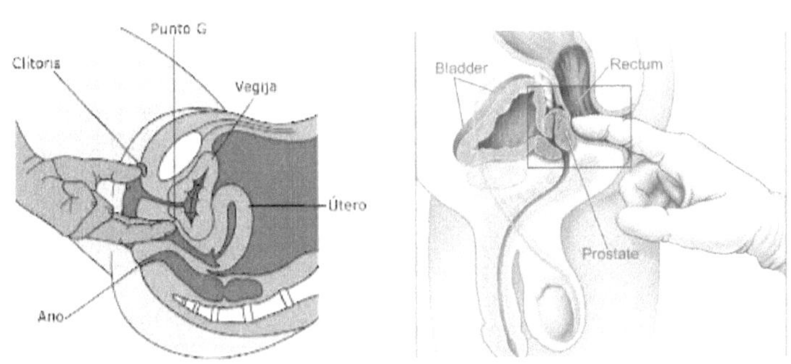

¿Existe el punto G?

No, no hay tal punto. Tal como lo índico el doctor **Schubach.** Así como las investigaciones posteriores. Y con lo visto tiene toda la razón. No existe el punto "G" pero, si existe el masaje prostático que produce un intenso placer y eyaculación prostática.

Ahora, por la ubicación similar de la próstata tanto en la mujer como en hombre, su estímulo produce un profundo placer que termina en la eyaculación prostática. Siendo el masaje rectal el que produce mayor facilidad para su incitación.

¿Es anormal, el hombre que tiene estimulación anal?
¿Son contranatural los estímulos anales?

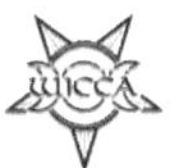
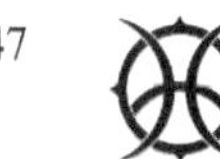

Tanto en la mujer como en el hombre, la próstata se encuentra bordeando la parte interna cerca del conducto rectal. La relación anal es una forma fácil de alcanzar el masaje prostático produciendo la eyaculación prostática, tanto en la mujer como en el hombre.

Pero, esto va más allá de un acto sexual. Se ignora la cantidad de estimulación hormonal que se produce posterior con la eyaculación prostática.

La cascada hormonal estimula y renueva la piel, el sistema nervioso central, aumenta la capacidad cognitiva generando: cortisol, insulina, estrógenos, testosterona, tiroxina, dopamina, serotonina, histamina, etc. Liberados durante la eyaculación intensa de próstata, producen mayores beneficios en los neurotransmisores, induciendo sin duda un estado de bienestar. El poder de la próstata.

La estimulación prostática es un arte, algo que requiere tiempo, libertad, deseo, práctica, desarrollo, conocimiento corporal y concentración.

Squirt y Squirting

Es de recordar que es diferente el squirt o squirting de la eyaculación femenina. El squirt básicamente es «orinarse» squirt, cuando la orina es controlada y sale en pequeñas cantidades. Squirting, cuando la orina sale en exceso, no es sinónimo de placer. Es solo orinarse.

La **eyaculación femenina** es eyaculación prostática, líquido translúcido, blanco, lechoso, que se libera en menor cantidad.

La orina se expulsa por la dilatación de los esfínteres urinarios, puede controlarse la fuerza del flujo, a algunas personas les satisface, pero no es la eyaculación femenina.

Ahora, la eyaculación prostática se puede presentar con la sola excitación. La mujer se humedece, pudiendo observar en sus interiores, la macha lechosa y transparente. En ocasiones, la masturbación mental y excitación, produce eyaculación seminal femenina conocida como humedad.

En momentos del inicio de la penetración se puede observar como un flujo blanco, es liberado. El desconocimiento de la eyaculación prostática hace suponer algún tipo de síntoma o anormalidad, lo cual es semen prostático.

Dentro de la relación, tanto vaginal como anal, se logra producir el masaje prostático y el estímulo, el que desencadena una oleada de placer que concluye en la expulsión, esta no es en exceso y en ocasiones no sale expulsada, es un continuo flujo, translúcido, transparente y espeso.

Igual que en la mujer y el hombre que tengan dentro de su alimentación el consumo de frutas o productos dulces. El sabor de la eyaculación prostática llega a ser agradablemente intenso, es el néctar de Afrodita en la sexualidad griega.

Tanto en la mujer como en el hombre la sensación es similar, y, la eyaculación contiene los mismos químicos como lo vimos en anterioridad.

- Ácido Cítrico.
- Colesterol.
- Fosfolípidos.
- Carnitina.
- Fosfatasa alcalina.
- Calcio, sodio, zinc, potasio.
- **Antígeno prostático**. (Solo se produce en la próstata)
- Aminoácidos libres
- Fructuosa. Etc.

La función primordial es brindar soporte y nutrición a los espermas en el momento de la fecundación.

Sin embargo, las mujeres, desde la antigüedad lo han usado para rejuvenecer el rostro, existe la creencia que al beber el semen se logra prevenir algún tipo de cáncer, pero, esto no está confirmado.

Lo que, si es confirmado, (no por la ciencia) es que, tanto la mujer como el hombre que beben la eyaculación, logran tener una carga de estímulos hormonales. Produciendo una mayor plenitud física y mental. Si bien no hay un informe científico, son las vivencias que se han tenido y experiencias que se comparten.

Y con razón, la carga de nutrientes, el semen, tanto femenino como masculino, aporta una dosis extra de energía. Fuera de esto, se ignora como estos químicos pueden o llegan a estimular otros procesos hormonales.

Así que no se debe confundir, orinarse con eyacularse. **El punto G, no existe**, pero sí existe el estímulo prostático que bien podría ser el punto de máximo placer.

Masaje prostático

¿En dónde se originó?

Otra vez en Grecia. El padre de la medicina, Hipócrates, consideraba que: «La causa de las enfermedades residía en un desbalance de los fluidos corporales»

Es así, que en los tratados griegos el masaje prostático y lavatorio del colon, por medio de la herbolaria, regulaba la salud.

 52 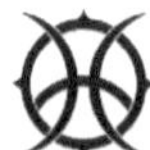

El término próstata, proviene del griego *προστάτης prostátēs*. La cual se conocía desde la antigüedad, las plantas, masajes y hierbas, eran utilizadas para reducir la inflamación.

Ocurre que, en Grecia, las mujeres conocían ya de la eyaculación femenina, donde también recurrían al masaje prostático. Por la posición en que encuentra, se accede a ella de forma más cómoda por el recto.

Hoy existen, elementos y objetos terapéuticos, para estimular la próstata. El placer producido se descubrió desde la antigüedad, convirtiéndose en un poderoso estimulante, realizado tanto por mujeres como hombres.

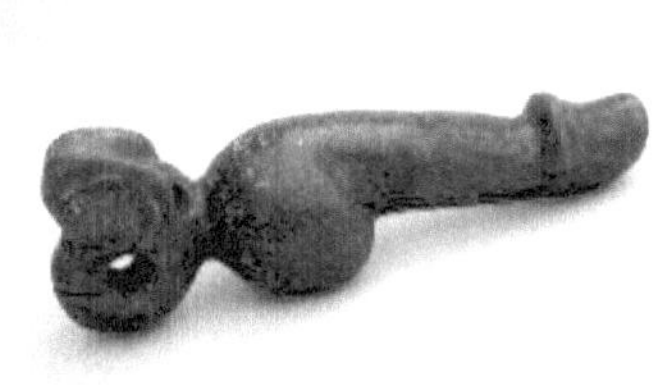

Los griegos han aportado un gran y variado conocimiento en el arte del amor y la profunda sexualidad. Tanto así que las heteras eran expertas en el estímulo prostático para mujeres y hombres.

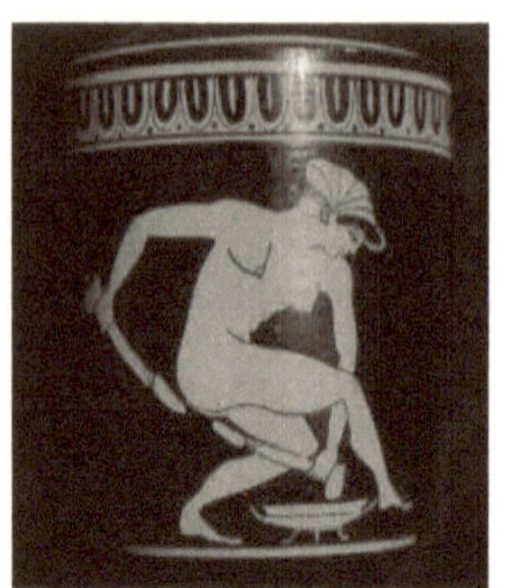

Fabricados de, cuero, pan, masa, madera, piedras, hueso, colmillos, etc., los **«Olisbos»** producían el placer de los dioses.

Uno de los primeros en usar objetos para producir placer en las mujeres y conocer su eyaculación, fue el padre de la medicina Hipócrates.

Tanto Hipócrates como Platón, hablaron de la histeria de las mujeres. Una alteración uterina. Llegaron a considerar que, algún tipo de animal les causaba distintas enfermedades.

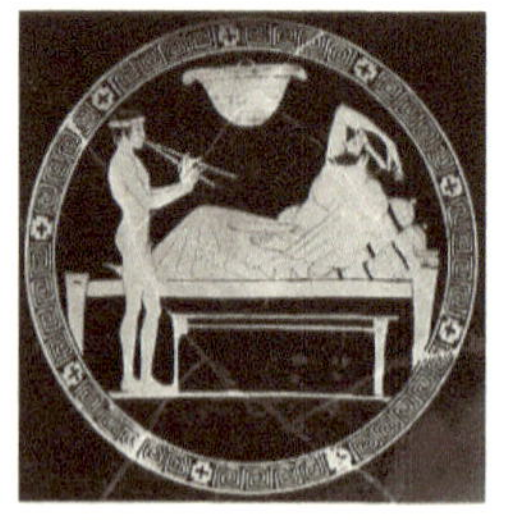

La cura, según Hipócrates, se lograba produciendo masajes genitales, utilizando el olisbo.

De allí, él da el nombre de «Semen femenino»

El tabú, las limitaciones sociales, los conceptos equivocados tienden a crear barreras mentales.

El masaje prostático debe ser ejecutado con calma, suavidad y tiempo. Las sensaciones placenteras se logran alcanzar luego que exista una liberación mental. De lo contrario, un intento brusco, puede causar daños en los esfínteres anales.

Con el tiempo, la práctica y la experimentación, se va logrando alcanzar estados más profundos, hasta lograr la eyaculación prostática, tanto en las mujeres como en los hombres. En la cultura tántrica o sexualidad sagrada hindú, se logra alcanzar con el deseo o masturbación mental.

Algo que para la mujer sin duda es más fácil y normal que para el hombre, quien solo lo experimenta en las poluciones nocturnas donde no existe, excitación ni erección.

En la mujer, cualquier estado mental de excitación, produce humedad, y eyaculación prostática.

En la mujer, dependiendo de la posición que se asuma durante la relación sexual, se logra de forma vaginal el estímulo de la próstata.

Situación que, para algunas, debido a la profundidad que se debe alcanzar, llega a ser dolorosa.

En el hombre, solo se puede producir la eyaculación prostática por la vía anal.

Este tipo de estímulos, aumentan las sensaciones con el tiempo, produciendo beneficios, a saber.:

- Mejora la salud de la próstata.
- Alivio del malestar, dolor e inflamación.
- Mejora la circulación sanguínea.
- Mejora el tránsito intestinal, evitando el estreñimiento.
- Reduce la producción de gases y la presión abdominal.
- Evita la incontinencia urinaria.

Al usar, estimuladores prostáticos, se debe tener en cuenta las normas de higiene, cuidado y conocimiento en su manejo. Algunos vibradores o masajeadores pueden tener altas frecuencias. Usted es responsable de su actuar.

Adicional con lo anterior: Sin entrar en la fisiología, se debe tener en cuenta que: la región anal y prostática, está estrechamente relacionada con la inervación. El nervio pudendo, la cauda equina, los nervios espinales están a cargo de función motriz y sensitiva del periné y los genitales en ambos sexos.

Estas terminaciones producen una alta sensibilidad, excitación y placer. Pero, debe manipularse esta zona con cuidado y sin agresión. Se recomienda ir despacio avanzando en las sensaciones, si se opta por intentarlo.

EL EMPODERAMIENTO FEMENINO

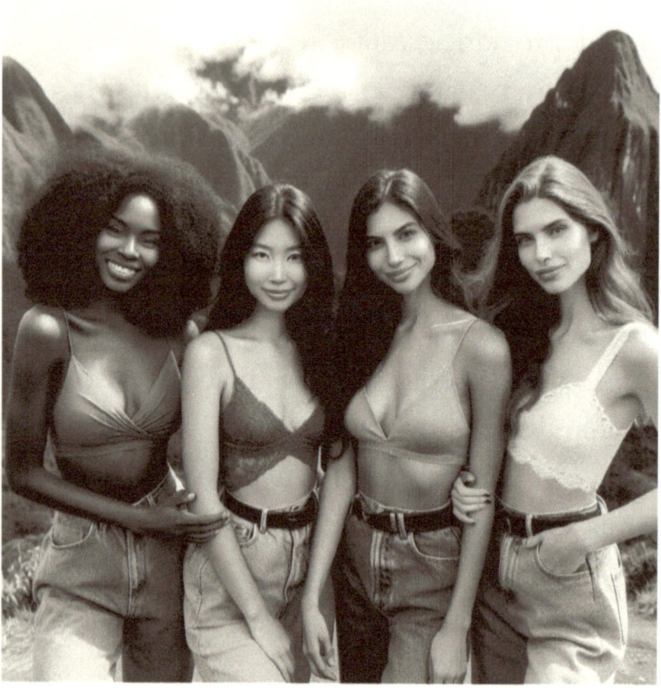

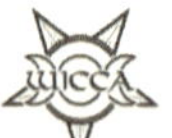

El proceso de la gestación de la vida va más allá del contenido sexual como fecundación. La mujer desconoce el gran poder que libera su cuerpo para lograr que se geste la vida. Un increíble proceso hormonal se produce inundándola de capacidades instintivas, las cuales aumentan la fuerza interna.

Por todos es conocido, que la actividad sexual, produce diferentes hormonas, como oxitocina,

testosterona, progesterona, estrógenos, etc.

Pero, existe algo más, algo que activa la fuerza o energía, transformando a la mujer, empoderándola, sin importar los sucesos negativos, «algo» dentro de ellas, produce una activación física y mental de gran poder.

¿Qué la produce?

Es aquí donde la línea que divide la investigación se pierde en el mundo de las posibilidades y probabilidades. Se debe considerar, con lo visto, que, en el desarrollo embrionario, se produce un estado digamos cuántico. Se es mujer y hombre al tiempo.

En tan solo dos semanas, la naturaleza provoca un cambio que afectará al individuo por toda su vida, pero este cambio viene acompañado de grandes capacidades.

Las mujeres poseen cualidades desconocidas, percepción extrasensorial, visión concentrada, memoria fotográfica, gran poder de recordación, fuerza física ilimitada, resistencia, autocontrol,

mayor firmeza al dolor físico.

Es probable que se considere el tema algo especulativo, pero, veamos ejemplos:

- Una mujer puede identificar el llanto de su hijo, entre muchos.

- Puede percibir lo que le pasa a su hijo, mientras ella está dormida, o presentir que algo le va a suceder o le está sucediendo.

- Recordar con precisión, fechas, lugares, momentos, y tener el don de la ubicación. Una mujer puede recordar el sitio exacto donde vio el vestido que más le gusta. (Esto tiene como base la capacidad de las mujeres recolectoras que saben y recuerdan, dónde están las frutas o el alimento)

- Memoria fotográfica, la mujer recuerda con nitidez, fechas, aniversarios, sucesos, detalles, recetas, personas, procesos, etc. (Una cualidad que en ocasiones llega a incomodar cuando se trata de reproches, recuerda todo)

- El embarazo y parto requieren de gran dosis de
resistencia, igual que durante el periodo menstrual. Esto sugiere que, el cuerpo de la mujer produce una sobrecarga de energía.

  Fuera de la alta resistencia al dolor, el parto es un evento traumático y altamente doloroso, pero ella lo soporta y sigue en pie para cuidar de sus hijos. ¿Qué ocurre en su interior?

- A diferencia, la mujer no tiende a ser violenta o agresiva, puede asumir un autocontrol total a pesar de los ataques, mantiene la prudencia, evita las confrontaciones, posee mayor tolerancia.

Una condición aprovechada por quienes las somete, domina y esclaviza. La bondad de las mujeres usada en su contra, como debilidad y rendición.

Hablar del empoderamiento, es entrar a romper con los dogmas, cultura, conceptos sociales,

tradiciones, influencias familiares y, tener la profunda convicción que una mujer es fuerza y poder.

No es sumisión, obediencia, servicio, dedicación, un objeto sexual, esclavitud, y menos es "de", eso quiere decir que nadie es dueño de ninguna mujer, ni le pertenece.

Pero, las mujeres en su libertad tienen diferentes opciones. O luchan por construir un futuro con base en el estudio, dedicación, exigencia y disciplina o caen en el mundo del facilismo.

El concepto antiguo, casarse, tener hijos, atender el marido, ser servil a cambio de la manutención, ya no existe. Hoy, la mujer tiene más oportunidades, puede escalar grandes metas, alcanzar la autorrealización.

A condición, que se empodere de su existencia.

¿Y, que tiene que ver la próstata femenina con el empoderamiento?

Mucho, casi todo. El poder de gestar la vida es el

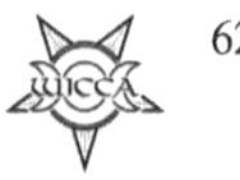

poder que se debe canalizar en el logro de los ideales, y esto ocurre cuando existe armonía interior, junto con un proyecto o destino alcanzable y realizable.

Las opciones son infinitas, cualquiera que sea el proyecto se puede realizar, sí y solo sí, se mira como el proceso para la independencia. La mujer que se empodera debe:

- Ser independiente en economía y responsabilidad.
- Aprender a obtener sus recursos, por mérito propio y no por dádivas de otros.
- Aumentar la dignidad.
- No negociar libertad por sometimiento.
- Mantener y conservar la capacidad de tomar decisiones por sí misma.
- Ser madre, si lo desea, no por imposición.
- Tener la libertad de elegir su sexualidad.
- Disponer y ser dueña de su cuerpo.
- Ser libre de gustos, deseos y disfrute.
- No aceptar, las limitaciones o imposiciones.
- Romper con los lazos que limiten su actuar.

- Asumir las consecuencias de sus actos.
- Nunca involucrar emociones, sentimientos, con recursos económicos.
- Capacitarse en cualquiera que sea la labor que ejecute.
- Respetar y hacerse respetar.
- Nunca perder su autonomía.

Y muchas, más que se van descubriendo en el sendero del empoderamiento.

¿Es difícil empezar?

Si y no, dependerá de su balance actual.

- ¿Cómo está su vida hoy?
- ¿Lo que tiene, es lo que quiere?
- ¿Cómo le gustaría estar?
- ¿Con qué recursos cuenta para lograrlo?
- ¿Está en capacidad de renunciar?

Soltar

El empoderamiento es un proceso que se inicia con desconectarse de todo lo que limite su vida, y reconectarse consigo misma.

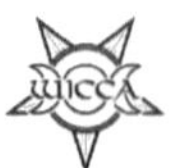 64 

Es fácil analizar este punto, revise, ¿con quiénes está conectada y que le aporta a su vida? Con sus respuestas sabrá en qué se dilatan sus metas.

La gran mayoría de mujeres no toman decisiones por falta de recursos, se quedan estancadas, a pesar del deseo, las limitaciones aparecen impidiendo ejecutar alguna acción.

Es el momento, donde nace el poder. ¿Qué puede o qué sabe hacer para empezar? Siempre existe un recurso que abre las puertas.

Pero, el proceso es lento, si bien se desea una acción que resuelva todo al instante, eso no va a pasar. El proceso empieza con la acción continua, paso a paso, un día a la vez. En otras palabras, el empoderamiento tardío comienza de cero.

Renunciar a dogmas y creencias, sometimiento y conformismo, servilismo y esclavitud. Iniciar una vida independiente, se logra despacio, cada día, se avanza. Sostenerse en el conquistar esa meta, es el poder.

Depende de cada una, romper o no las barreras, asumir desafíos, vivir intensamente, exigirse, utilizar los recursos disponibles, pero, siempre con el empeño de superar la adversidad.

Una de las sugerencias, es aprender un arte, fuera de su desempeño normal. Le será de gran ayuda en el futuro, si sabe aprovecharlo.

Las limitaciones en la mujer obedecen con los hijos, manutención, familia, esposo, falta de tiempo, etc. Romper esos patrones, requiere reorganización, hoy con el trabajo en casa, es posible tener oportunidades benéficas. Se debe capacitar, antes de comenzar cualquier proceso.

Algo que se debe tener en cuenta frente con el empoderamiento, consiste el supuesto de premios por ser buena o castigos por ser mala .

Un concepto que se debe liberar del pensamiento. La vida no toma partido, no hay premio ni castigo, es algo que cada cual se da a sí mismo. Las ayudas externas pueden conducir a compromisos difíciles de cumplir. La sugerencia, construya por sí sola su futuro, es más enriquecedor y redunda en grandes conocimientos.

En definitiva, dentro de usted está el poder, esperando que quiera tomarlo, las decisiones que deba enfrentar, debe evaluarlas con cuidado para no caer en lo mismo de lo que desea salir.

El empoderamiento nace, cuando la mujer toma consciencia de sí misma. Convierte el llanto, drama, victimización, autolástima, pobrecitismo, en la fuerza de la dignidad que la empuja construir su futuro. Y todo comienza con verse a sí misma como ganadora.

- Iniciar un proceso de renovación físico mental.
- Entrenamiento físico donde el dolor, sufrimiento o pasado, se convierte en motivación.
- Vanidad y amor propio.
- Ser y sentirse libre.
- Endurecer su mente, evitando crear un drama de sufrimiento frente a los sucesos de la vida.

- Saber decir ¡No!
- Exigirse cada día, sin rendirse.

Cuando una mujer, realmente se lo propone, embaraza su mente con nuevos ideales a los que sin duda les dará vida.

Paso a paso, conquistando un día a la vez, madrugando, exigiéndose, luchando, buscando recursos, utilizando todo el poder de la estrategia, sagacidad y astucia con la que ha sido dotada por la naturaleza.

Decisiones

La vida que cada mujer tiene o vive, no es consecuencia de nadie diferente a sí misma.

Cada una, tiene la capacidad de elegir sí o no. Es lo que le da forma al destino. El control sobre los deseos es una parte importante de las decisiones con las que debe lidiar.

El proceso hormonal, durante el periodo preovulatorio, y durante la ovulación, es el momento donde la mujer es más vulnerable, emocional y sexualmente, una enorme debilidad.

A la naturaleza no le importa, quién sea usted, su estado económico, su salud, vida, ilusiones, metas, anhelos, deseos, ni con quién esté comprometida. Lo único que le importa, es que usted quede embarazada.

El periodo de la ovulación es complejo, las hormonas y feromonas están en sus puntos más elevados, la atracción es poderosa. Si se logra una comunicación química con un hombre que desata la reacción, la mente se nubla. La mujer ni cuenta se da de lo ocurrido.

Situación desconocida pero real. Muchas mujeres violadas quedan en embarazo. De alguna forma, la química se conecta con hombres abusivos que en su descontrol terminan accediéndolas violentamente.

No quiere esto decir que la mujer tenga algún tipo de culpa ante esta acción condenable. Solo, es un punto de vista. Algo similar con lo que ocurre en la naturaleza cuando una hembra está en celo, los machos enloquecen matándose entre ellos.

La gran mayoría de embarazos indeseados, ocurren por una pérdida de la autonomía, y la falta de control para evitar que el instinto de supervivencia de la especie tome el mando. La mujer libera una potente carga de químicos, captados por el macho, pero, adicional, el instinto o deseo, aumenta, anulando la razón.

Igual, algunas decisiones importantes en la vida de la mujer son tomadas durante o cerca de la ovulación. Los cambios hormonales son drásticos. *(Véase el libro **El Poder del Menstruación**)*

Las alteraciones del útero durante los días previos al menstruo producen alteraciones contrarias, lo que definió Hipócrates como histeria.

Estados emocionales alterados, grandes cambios fiscos y emocionales y, aunque la ciencia no reconoce la influencia lunar, la mujer percibe que, de acuerdo con la lunación o fase lunar, los menstruos son diferentes.

De igual forma, la ciencia no reconoce la "transferencia de energía menstrual" Esto significa que el hombre que está cerca de la mujer menstruando, sufre alteraciones emocionales y físicas. Cambios bruscos de carácter, irritabilidad, malestar físico, dolores musculares, neuralgias, etc. Y, en ocasiones, rechazo hacia la mujer.

Al parecer (Y, esto dentro del mundo mágico) la naturaleza genera algún tipo de agresividad en el macho ante la ausencia de celo de la hembra. Fenómeno que se aprecia en diferentes especies, donde los machos, matan a los cachorros para que la hembra vuelva a quedar en celo.

Fenómeno comprobado en diferentes especies. El hombre, de alguna forma, percibe la "negación sexual" o el impedimento a causa del menstruo, esto altera su instinto y los sentidos.

En el caso de los gorilas, producen infanticidio, matan a las crías de otros machos, para que las hembras vuelvan a quedar en celo. Se considera una estrategia reproductiva. El macho en muchas especias no cuida, hijos ajenos.

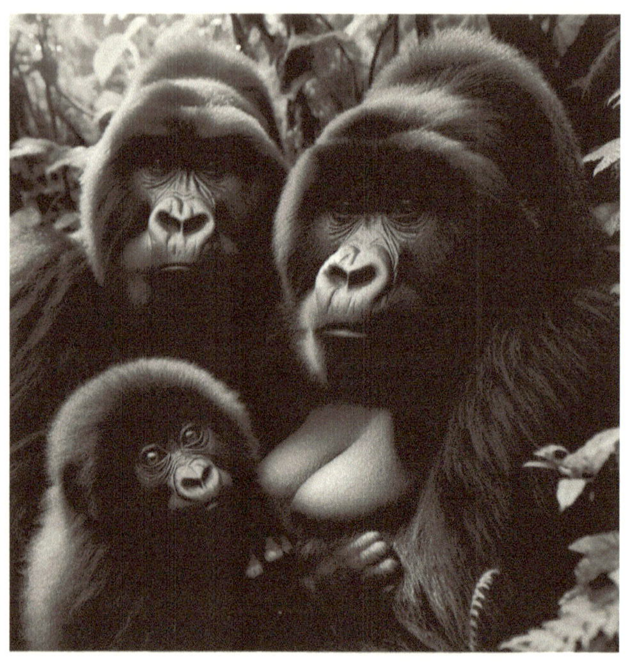

Las decisiones de la mujer son los actos y deseos aceptados, por ende, estos, deben estar sujetos a un autocontrol y dominio.

En el empoderamiento de la mujer, debe aprender a controlar sus impulsos, así como conocer los momentos donde es más vulnerable.

No dejándose llevar, por promesas, palabras bonitas, ofrecimientos, suposiciones o deseos sexuales, si sabe que está ovulando.

 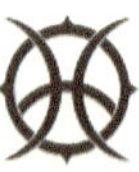

Las decisiones que tome son únicamente su responsabilidad. Las cuales pueden llevar su vida al caos o a una estabilidad futura.

El auto conocerse, le permite explorar, su mente, emociones, deseos, prevenir, analizar, tener objetividad y como recomendación mágica, jamás confíe en nadie. Siempre tenga la duda presente, esto le permitirá ir despacio, conocer, y estar segura.

Cuando se equivoque por decisiones mal tomadas. Asuma con grandeza y responsabilidad las consecuencias de sus actos.

El empoderamiento va acompañado de una gran fortaleza interior, lealtad, saber, enfrentar las equivocaciones, convirtiéndolas en aprendizaje, sabiduría y experiencia. Usted es autónoma para decidir sobre toda su vida y su cuerpo.

Adicional, la mujer debe tener en claro que no tiene deudas de vida. Esto quiere decir que debe aprender a no asumir responsabilidades familiares.

- Trabajo para que mis padres, hermanos, tías, abuelos, etc., estén bien.
- Trabajo para ayudar a mis sobrinos.
- Trabajo para pagarles que ellos me dieron la vida.

Este tipo de preceptos son impuestos, como carga de responsabilidad. Se pueden ayudar sí. Pero no a costa del sacrificio de su vida. Puede que estas palabras suenen crueles y desalmadas.

Pero, si se mira la realidad sin apasionamientos, cada ser debe luchar por su avance y su progreso. Haga lo que haga, de lo que dé, nunca será suficiente y, el día que no pueda hacerlo, la despreciarán.

De la única persona que usted es responsable es de sus hijos menores y de usted misma.

El juego de las hormonas

Entremos al mundo de la magia del cuerpo humano. Pocos imaginan el increíble proceso que tiene el pensamiento sobre el funcionamiento hormonal. Y menos aún, los efectos que tienen los desbalances hormonales sobre la mente.

Saliéndonos del ámbito científico entremos al mundo de las vivencias. Cuando una mujer que ha terminado una relación y se siente abandonada, su mente decae en un abismo de incertidumbre.

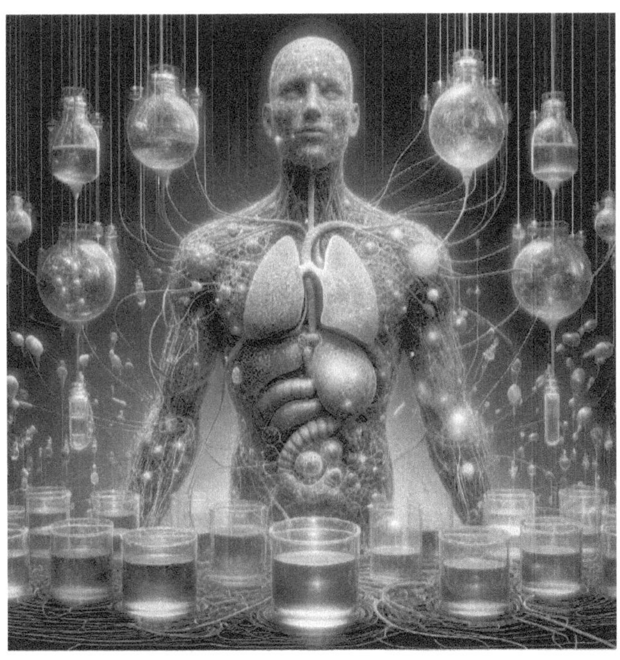

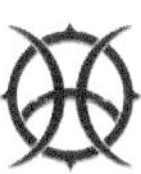

La separación, celos, traición y soledad hacen que la mente entre en un estado de bloqueo, el cual induce a un desbalance hormonal. La depresión aparece al tiempo que comienza a acumular grasa, siente apatía por la vida, insomnio, desespero y una profunda tristeza.

En otras palabras, la mujer se apaga. El cabello pierde brillo, los ojos se hunden, la piel se marchita, el vello púbico nace más grueso, todo se torna lúgubre y oscuro.

Así pasa el tiempo. No hay admiradores, la mente ha entrado en un estado de abandono y resignación, el menstruo se altera, los senos y glúteos acusan flacidez.

Un estado que puede durar días, meses o años. Todo su sistema hormonal se ha apagado, la motivación no existe, se vive por vivir. El deseo sexual ha desaparecido. Es como si el interior se encogiera.

Pero, pasado un tiempo, en algún momento, alguien aparece en el horizonte. La ilusión nace, el cuerpo, la mente y las hormonas se despiertan.

Una lluvia de energía revitalizante empieza a inundar cada parte de su ser. La sexualidad despierta, en tan solo unos días, las hormonas realizan una increíble transformación.

La mujer se ilumina, la motivación aparece, nuevas fuerzas se perciben, los deseos de vivir aumentan y eso se nota. La expresión y el brillo fantástico de una noche de pasión intensa.

Eso ocurre, la mente, las emociones y la pasión tienen un profundo lazo de interacción con el sistema endocrino u hormonal. Los pensamientos poseen vibraciones, estas, actúan en el cerebro modificando el flujo hormonal, bien lo excitan o inhiben.

El solo acto de una nueva ilusión produce elastina, oxitocina, y otras hormonas. La piel, el cabello, los ojos son irrigados de belleza y resplandor. De esta forma, las hormonas juegan el juego de la atracción y el rechazo.

¿Por qué una noche de sexo intenso despierta todo el sistema?

Al estimular, la próstata femenina, el proceso que se inicia, da lugar a una serie de cambios, en una extraña relación. Induce al cerebro a un estado de bienestar, la dopamina liberada hace sentir bien a la mujer.

Al hacerlo, los pensamientos cambian a ilusiones y realidades diferentes, vibrando en altas escalas, inducen al cerebro a producir otras hormonas que producen dicha y renuevan las energías.

Renace la motivación, la exigencia, el cúmulo de energía, incentiva el deporte, los procesos mentales se canalizan en deseos concretos. Llegan el impulso de estudiar, progresar, superarse, viajar, verse bien, toda su percepción sufre un cambio radical.

Si nos detenemos a mirar lo invisible, se descubre que, hace unos pocos años, cuando comienza el despertar de la libertad sexual. La mujer se abre camino, se aventura en ser dueña y señora de su cuerpo y deseos. Lucha por ascender en una sociedad que aún la limita, pero se aleja del sometimiento machista.

Renuncia a la dependencia del hombre y al patriarcado familiar, asume el reto de la independencia, toma la decisión de tener o no hijos, de asumir compromisos afectivos, renuncia al soporte del hombre. ¡Y ha comenzado a triunfar!

El estudio y capacitación aumenta la dignidad, de sobrevive por sí sola. La liberación sexual, su cuerpo, su territorio. El orgullo de alcanzar logros y metas por sus méritos. Es cuando nace el empoderamiento de las mujeres.

El estímulo de la próstata femenina produce ese cambio directo en el cerebro. Al estimularse, enciende la fuerza de poder motivador. Una mujer que tiene plenas relaciones sexuales y logra la eyaculación femenina, libera un caudal de hormonas que le permiten empoderarse.

Las heteras, en la cultura griega, utilizaban esta técnica, permaneciendo activas, atractivas y dominantes.

El mismo fenómeno ocurre en el hombre, los dos cuerpos son iguales, los mismos químicos, hormonas y pensamientos similares.

Este tema se debatirá, como especulación, charlatanería, inducción al libertinaje. Aún hoy, existen mujeres y hombres atrapados en dogmas, estereotipos, paradigmas, que desean mantener a la mujer en el sometimiento. Aun la religión impone el veto a madres solteras, separadas o viudas, una real estupidez del adoctrinamiento.

El mundo se debate en condenar a la mujer que en su libertad desea abortar. Un tema candente y difícil, que induce con la educación sexual, que es pobre y limitada, enfocada en principios dogmáticos que anulan su libertad.

La mujer debe hacer únicamente lo que le dicte su consciencia. Es su libertad, y ese es el sentido profundo de la libertad. Que es autónoma de la acción que ejecute de su piel para adentro. Es libre y como tal puede actuar, decidir, aceptar o negar.

Nadie puede imponerle (aún sucede) gustos, actos, pensamientos, un control absoluto de su vida, limitaciones absurdas de sometimiento.

Hoy, es el momento del despertar y empoderarse. Su cuerpo, su vida, sus actos, sus decisiones de ella y de nadie más.

El sometimiento que se le quiere imponer a las mujeres por su forma de ser, nobles, amables, serviciales, entregadas, capaces de grandes sacrificios, es solo para explotarlas y esclavizarlas.

Algunas mujeres, independientemente de su condición social y laboral, buscan sirvientas que las atiendan en una continua humillación y sometimiento.

Llegará el día que la mujer de ayuda doméstica se levante, así recibirá su justa recompensa. Las grandes damas, ni tender una cama pueden, deben aprender a valorar a las mujeres.

Y el listado es extenso, solo las mujeres en función de empatía con ellas lograrán consensos, alcanzar lo que por derecho propio les pertenece.

«Equidad e igualdad»

Y, esto se logra, cuando la mujer toma consciencia que no es más ni menos que el hombre. Cada una, en la soledad del pensamiento, debe abogar por entrelazar la lucha con otras. Y lo mejor es el ejemplo, por cada mujer que se empodera cien mujeres la siguen. (Las invito si así lo considera a compartir este libro con tres mujeres más, de acuerdo con los rituales mágicos de la diosa Hécate)

El Squirting masculino

Si así es, al igual que la mujer, el hombre puede orinar a su pareja. Ya está claro la diferencia entre el squirt y la eyaculación prostática.

La orina del hombre contiene algo más que químicos, un tipo de energía que marca a la mujer, cortando la energía de ella.

Al igual que en la naturaleza, los animales marcan territorio. Si bien es orina, existe otro componente, «energía»

Es de aclarar que dependerá del hombre, la intención, el tipo de relación que se tenga, la razón para hacerlo. Puede marcar a una mujer para crear una nueva energía o marcarla y marchitarla, anulándola.

La gran mayoría de hombres que realizan esta práctica, lo hacen para someterla.

Algunas mujeres han descubierto, que, al tener una relación sexual, el hombre «corta» la energía femenina desluciendo a la mujer. O, el comentario de las abuelas, ese hombre tiene buena o mala mano.

Un hombre con determinadas vibraciones al acariciar los senos y las nalgas, estas se tornan flácidas, el cabello se aja, la piel se torna sin brillo. Es cuando les dicen "Les sentó mal el matrimonio"

La ciencia no identifica este tipo de sucesos, pero, las mujeres sí lo perciben. En el evento que el hombre orine a la mujer, inhibe algo en su energía. En cierta forma la mujer queda marcada.

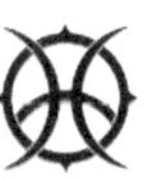

En sus futuras relaciones, los hombres se acercan, están un tiempo, y luego se marchan. «Perciben» de alguna forma la marcación. Si bien en esto no existe ningún tipo de investigación.

Quedando en el ámbito de la superstición, cuento o especulación. Las mujeres que han vivido la experiencia dicen otra cosa. En el caso contrario, es conocido en el mundo de la magia el efecto que produce el menstruo en el hombre alterando los sentidos, crea dependencias y sometimiento o lleva a la locura.

O, en su diferencia, el viejo ritual de «ligar» a un hombre. Su sexualidad se ve disminuida en una impotencia o disfunción eréctil con las demás mujeres. Pero, sí puede tener actividad sexual con la mujer que lo ligo. Un terrible ritual.

El amarre del semen, parecido a cebar un hombre. Esta liga es para evitar que tenga hijos fuera del hogar. Hoy en día muchos hombres experimentan esa situación.

¿Qué si son cuentos? Tal vez, pero muchas mujeres y hombres viven este tipo de

experiencias pocas veces ventilados.

Ahora, si el hombre «marca» a la mujer, ¿por qué no la mujer al hombre? Con la orina, también lo marca o lo limpia. Esto es otro tema del mundo de las brujas.

Muchos hombres que su ardiente deseo sexual le piden a la mujer que los orine o hagan squirting, comienzan a sufrir diferentes alteraciones en su vida.

También con el menstruo. Tener relaciones sexuales mientras la mujer está menstruando, de alguna forma energética el hombre queda conectado con ella. Es tan profunda la transferencia de energía, que llegan a sentir los malestares del menstruo cuando su pareja tiene el periodo.

¿Se pueden tener relaciones sexuales estando, menstruando?

Totalmente, fuera que son altamente satisfactorias. Pero, dependerá de la pareja como tal aceptar o no. Se recomienda que la relación se ejecute hacia el tercer día, de lo contrario puede ser dolorosa.

Todo lo que una pareja desee hacer o experimentar, es aceptado, si se está en común acuerdo. El Sado, que un tema sexual profundo con una intensidad y variación en las altas sensaciones de placer debe consensuarse, nunca imponerse.

En el caso de un embarazo, es el hombre el que sufre de náuseas, y antojos. La ciencia no ventila este tipo de fenómenos, sin embargo, son reales. No obstante, las sacerdotisas de la diosa Afrodita sí que conocían estos secretos.

Así, no solo es el contenido hormonal, algo más existe en el cuerpo humano, que induce a un crecimiento o una merma. El juego de las energías y las hormonas.

Las mujeres que logran la eyaculación femenina, al humectar sus axilas, vientre y piernas con el acristalado bálsamo. De alguna forma, su piel libera feromonas, que actúan generando verdaderos torrentes de oxitocina en las mujeres

y hombres que captan ese mágico halo. *(Ritual de las heteras griegas al final del libro)*

Es tan poderoso que llega a producir locura, desespero y obsesión.

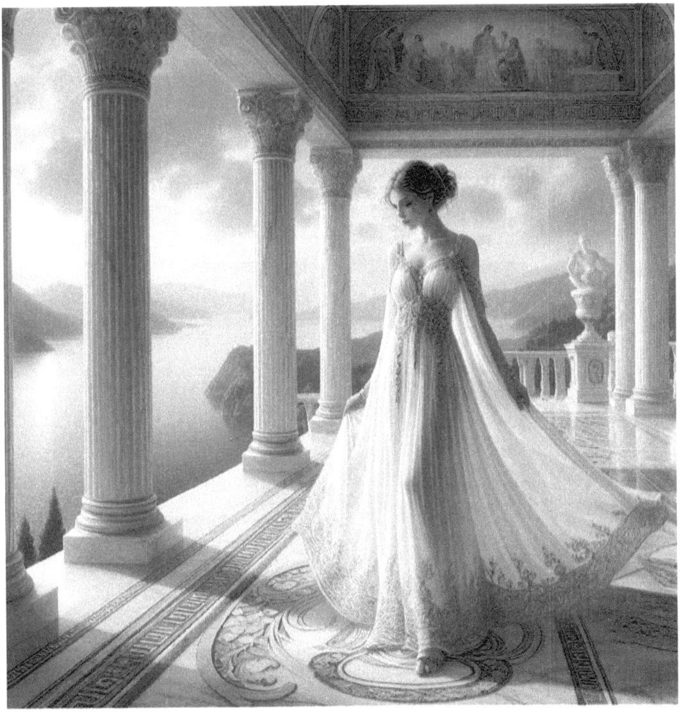

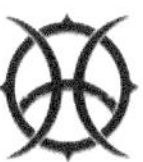

Miremos un ejemplo: Una mujer que tiene una alta actividad sexual, ingresa a un centro comercial, vestida, de forma normal. ¿Qué ocurre con la gente en su entorno?

La siguen hipnotizados con la mirada, tanto hombres como mujeres. Una reacción instintiva es todo en ella, el cabello, los ojos, la piel, el andar, el movimiento rítmico de sus caderas, la sonrisa, los ademanes, la forma como se expresa. Transmite una extraña energía de empoderamiento.

Sí, comprendemos el evento. Este se produce con días de anterioridad, cuando en sus relaciones sexuales o masturbación, logra tener una eyaculación prostática. El caudal de hormonas, junto con su energía, aumenta la producción de feromonas.

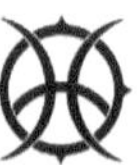

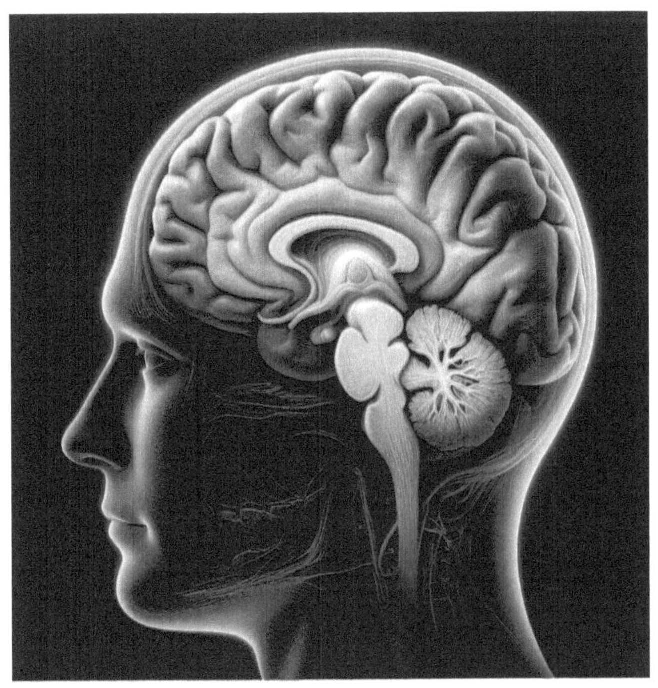

Estas, transportadas por el aire a una distancia que alcanza más de diez metros, actúan sobre la amígdala cerebral, produciendo, en quien la percibe hombre o mujer, una abundante e incontrolable avalancha de oxitocina.

Un momento de ciencia.

¿Qué es la oxitocina?

Es la hormona del amor y de los partos. Produce un estímulo sobre el músculo liso del útero, aumentando las contracciones.

Pero, hay algo más, no solo en el parto, también produce placer inagotable. Cuando se transforma en neurohormona, todo cambia.

La oxitocina se produce ante la cercanía de algo o alguien que produce placer. Ver los ojos, las nalgas, el cuerpo, los labios de una hermosa mujer. Eso produce oxitocina y placer.

Nuestro cerebro es altamente vicioso (vale la palabra) o dependiente del placer. Así, al encontrar una fuente que lo satura, desea obtener más.

Algunas personas confunden la liberación de oxitocina, un deseo incontrolable de estar cerca de alguien, con el enamoramiento.

Así que, se sienten fuertemente atraídas, hombres y mujeres, su presencia produce placer en quien los ve. Las descargas de oxitocina llegan a enviciar. Y, no solo ocurre con personas, también con objetos, lugares, paisajes, etc.

En otras palabras, se denomina, embeleso. Las brujas son expertas en el arte de embelesar y hechizar que, en sí, es generar en alguien abundante oxitocina ante la presencia o pensamiento sobre otra persona. ¿Ha sentido mariposas en estómago? Eso es oxitocina.

Es tan intensa, que la intimidación, nerviosismo, sudoración, sonrojo, excitación, atracción y deseo, es producto de la descarga de esta hormona.

Retomemos

Todas las alteraciones hormonales nacen de la próstata, tanto femenina como masculina. La producción de químicos estimulantes, transforman los procesos mentales y físicos.

Es fácil deducir, como lo vimos al inicio, la AMH, es la hormona que define, mujer, hombre o transgénero. Estrógenos y testosterona, definen las características sexuales, cuanto más no definen a lo largo de la vida.

Y, estas solo se estimulan mediante la eyaculación prostática. Sin la eyaculación, el efecto no es similar, queda en un orgasmo normal.

Igual, no es algo complicado de lograr, es cuestión de reconocer y sentir. Observar los cambios físicos y mentales que se producen luego de la actividad sexual.

Al inicio, se puede presentar manifestación de orina y eyaculación prostática, en la mujer. En el hombre, la eyaculación, «el gran poder tántrico» ya trae la eyaculación prostática con el esperma. Al desear solo eyaculación prostática o semen, se debe ejecutar el masaje prostático. Es cuestión de desinhibirse.

Masturbación y eyaculación femenina

Un tema tabú pero común en la intimidad. La eyaculación de la mujer es diferente a la liberación en el hombre.

Solo en algunas ocasiones de intenso placer, se produce una eyección con fuerza, similar con hombre.

En la mujer comienza con un fluido, blanco, traslúcido, cristalino y espeso. En la medida de la excitación, este va descendiendo, humectando los labios vaginales.

La mujer debe reconocer la diferencia de la humedad vaginal o lubricación que se presenta para permitir la penetración y la eyaculación prostática.

Se debe tener en cuenta, no se trata de un torrente como el squirting. La eyaculación prostática es lenta pero constante. Se puede comprobar al coger el cristal con los dedos y ver su contextura espesa. Blanquecino acristalado y traslúcido.

 93 

La mujer siente que está intensamente húmeda al extremo que puede escurrir por su piel. Si tiene actividad sexual, la sensación de lubricación es supremamente placentera. (Véase Tantra Sexualidad Sagrada)

En la medida en que logra el orgasmo, el fluido es más abundante, sintiendo la «pequeña muerte» una agradable e intensa sensación de liberación física y mental, donde la mente se nubla en una especie de desdoblamiento.

En el Tantra sexualidad sagrada, los fluidos de la mujer se denomina «Rajas» El poder máximo de la diosa Shakti, el arte que sublima el espíritu. En los hombres el fluido se llama «Retas» el poder del dios Shiva. Logrando al unir los dos el Prána, la energía vital cósmica.

La masturbación es en sí la mejor técnica para lograr conocer e identificar la eyaculación femenina.

El proceso se ha realizado desde la antigüedad, la mujer comienza con imágenes juguetonas de alto

 94 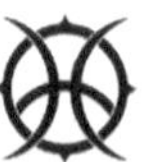

contenido erótico, mientras contrae y suelta, los esfínteres anales y urinarios.

Contraer el ano y soltar. Contraer la vagina y soltar. Aprender a manejar las sensaciones del piso pélvico. Ir un poco más lejos. Con mente sentir el clítoris y producir pequeños impulsos, sentirlo y soltarlo.

Cuando se logra esto a voluntad, viene otra parte interesante, intente sentir el palpitar de su corazón en el ano y el clítoris. Es cuestión de atención y práctica.

Al lograrlo emprenda una masturbación mental, sienta su vagina, permita que se humedezca. Lleve la excitación a niveles más intensos. Luego manipule con sus manos el clítoris, labios externos e internos.

En ese punto, puede sentir al tiempo deseos de orinar o squirt, si desea hágalo. Pero, si prolonga la sensación, empezará la eyaculación femenina. Puede sentir cómo un líquido acristalado, blanquecino, lechoso, traslúcido, va irrigando sus labios vaginales.

Pose un sabor diferente a la orina y su contextura es similar al semen del hombre. Al tener una mayor excitación y una liberación mental, la fluidez aumenta.

No se produce una eyaculación explosiva, eso solo sucede si se orina. La eyaculación prostática es suave y continua. Hasta el punto de que puede apreciar el color blanco impregnando los labios vaginales. Es en ese punto donde se libera todo el contenido del deseo sexual en una cascada de sensaciones agradables.

No deje de masturbarse, continúe, aprenda a tener orgasmos consecutivos, si siente deseos de orinar, no se reprima, hágalo. Intente controlar el flujo de la orina, suave, gotas o torrentes, esto a voluntad, aprenderá a dar y tener un mayor disfrute.

En la medida del tiempo y la práctica, podrá tener múltiples orgasmos, en el momento de sus relaciones sexuales, podrá sincronizarse con su pareja para tener orgasmos intensos y simultáneos.

Se debe romper el tabú. El reconocimiento del cuerpo no es algo vergonzoso, sucio, la manipulación anal y vaginal, permite despertar sus profundos sentidos sexuales.

Los cuales, al final de unos días, notará una diferencia clara y benéfica de su semblante, el brillo del cabello, la iluminación que produce la descarga hormonal producto de la eyaculación prostática. Cada una, lo puede comprobar por sí misma.

No existen tratados sobre el tema, solo los textos antiguos considerados por la iglesia como inmorales. La experiencia de las mujeres y sus vivencias, son los mejores tratados sobre el beneficio de la actividad sexual. Algo que todas perciben con facilidad.

Función holística de la próstata

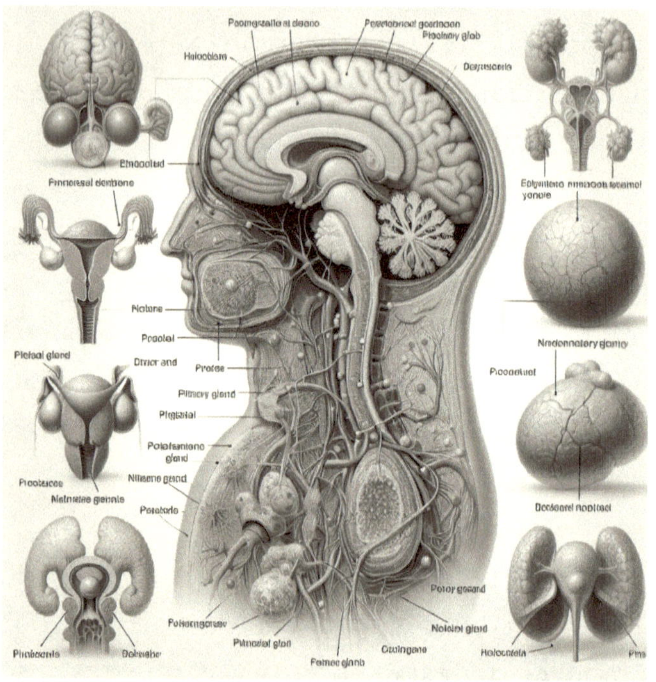

¿Qué es?

Una vieja frase de Aristóteles:

«El todo es mayor que la suma de sus partes»

En palabras más comprensibles. Hace referencia que todo es un sistema integrado o sistémico. Esto quiere decir que todo está interconectado o entrelazado, cuyos vínculos y puntos de conexión pueden ignorarse.

Entramos en un terreno árido y complicado. Donde la ciencia y la magia caen en un punto desconocido entre probabilidades y posibilidades.

Todo es un sistema integrado e inseparable. Mente, cuerpo y entorno. El sistema hormonal está intrínsecamente unido con la próstata y la glándula pineal.

La estimulación sexual, activa todos los sistemas hormonales, bien hacia la motivación o bien hacia la depresión. En el caso o evento que la relación haya fracasado. El componente mental de frustración produce una inhibición hormonal, creando estados depresivos, que sin duda conllevan alteraciones físicas y mentales.

La integración de la mujer con el entorno transforma la fuerza que posee en su interior, anulándola o estimulando los cambios.

El sistema hormonal afecta, la piel, los órganos,

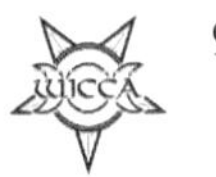

la tonificación muscular, en ocasiones produce extensa flacidez, lo que induce a una pérdida de la autoestima.

Todo influye sobre la mujer, y, la mujer influye, sobre todo. Este proceso holístico actúa tanto hacia el exterior como al interior, modificando determinados patrones. Es en esa modificación donde la glándula pineal condiciona el ritmo circadiano.

Al hacerlo inhibe o excita la producción de serotonina, la hormona de la felicidad o melatonina, la hormona del sueño y la melancolía.

Relación pareja

El concepto machista ha existido en algunas culturas desde la antigüedad, imponiendo una serie de leyes, normas, decretos y violentos castigos en las mujeres que no se sometían al dominio total de los hombres.

Hasta llegar al extremo de la ablación de los genitales con el argumento que, de esta forma, no tendrían deseos ni sentirían placer.

La concepción de un dios macho, y la biblia, embrutecieron a los hombres en contra de las mujeres. Llegando al desprecio de ese dios hacia ellas.

Hoy, el despertar a una sexualidad libre de reglas y leyes también ha inducido un nuevo despertar hormonal producido por la sexualidad. Es donde la próstata femenina produce la motivación y fuerza para el empoderamiento.

Las relaciones afectivas, ahora son controladas por las mujeres, teniendo en cuenta la existencia de los cambios de roles. El hombre se queda en casa y la mujer labora.

Estudio, trabajo, independencia económica, libertad, vanidad, asumir riesgos empresariales, descubrir nuevos horizontes, rompiendo las barreas de la exclusividad masculina.

Deportes de riesgo, hazañas, futbol, política, filosofía, periodismo, ingeniería, aviación, cirugías, etc. Labores antes exclusivas para hombres.

En el mundo mágico, en la época antigua, era reconocido el poder que libera la eyaculación femenina, sobre los estados emocionales.

Quizá esta haya sido la causa, para que, de igual forma, mantuviera a la mujer lejos del disfrute del placer. Y puede que exista una razón lógica. Las grandes heroínas como Cleopatra tenían una alta actividad sexual.

Mientras, las mujeres reprimidas en su sexualidad asumían más dócilmente el papel de esclavas de los hombres. Durante miles de años se mantuvo este concepto, aun en la actualidad el patriarcado trata de seguir imponiendo limitaciones al libre desarrollo de las mujeres en todas las áreas de la vida.

 La relación pareja no es fácil, el despertar y empoderamiento de la mujer, lleva a la pérdida del control que ejercían los hombres. Es fácil apreciar, mujeres solas con hijos, trabajadoras exitosas, logran un mejor progreso que sus parejas que han quedado solos.

Y, en el ámbito sexual, la situación en la actualidad se complica. La mujer es más que sexo, ama de casa, objeto de placer, remplazo de la mamá, esclava y, sirvienta.

Hoy, la mujer, posee los mismos derechos y oportunidades para su libre desarrollo intelectual, cultural, físico y, la libertad de expresar su sexualidad, y decisión sobre su cuerpo. Nadie, ninguna nación, religión, puede legislar o imponer leyes y reglas, sobre las decisiones del cuerpo de la mujer, incluyendo su libertad de tener o no hijos.

El empoderamiento es levantarse sobre las limitaciones mentales impuestas, alcanzando, logros, metas, realizaciones sin que prime el «permiso de los hombres»

La eyaculación prostática femenina, si bien no es demostrado, y aun en esto, se aprecia en el difícil consenso científico. Donde algunos, con conceptos religiosos, mujeres y hombres a pesar de la comprobación científica, se niegan a aceptar la próstata femenina. Siguen teniendo una influencia machista.

Como lo vimos, si existe la próstata femenina y, produce antígeno prostático igual que el hombre.

En el concepto holístico, la relación mente, cuerpo y entorno, influye de forma directa en los estados emocionales, aun la moda, tiene una influencia preponderante en la proyección femenina.

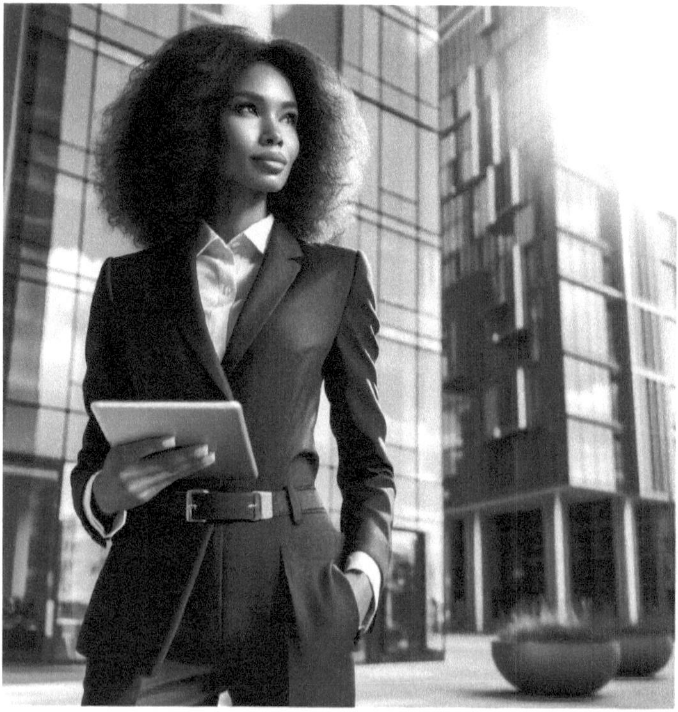

Los trajes usados en diferentes días de la semana, deben ser armónicos y congruentes con los colores, estos tienen una vibración entre quien los usa y quien los ve.

Igual que los adornos, cinturones, dijes, collares, pulseras y los dispositivos tecnológicos definen patrones de empoderamiento.

Las mujeres empoderadas en la antigüedad usaban brazaletes, collares, anillos, adornos de gran imponencia y dominio.

No son reglas específicas, pero sí, proyecciones del crecimiento. Ahora, cuando la mujer se aprecia así misma, autoinduce la hormonal de oxitocina y serotonina, se ve bien y se siente plena.

Razón por la cual, las mujeres son ávidas seguidoras de los espejos y las fotografías.

¿Ha visto una mujer intentar vestirse en la mañana?
¿Ha visto a una mujer decidir un corte de cabello?

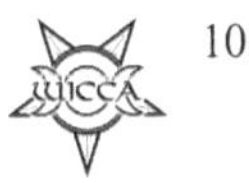

¿Sabe a qué horas una mujer se levanta para maquilarse?

¿Sabe cuántos vestidos o prendas se prueba una mujer antes de comprarlo?

El juego de las hormonas verse y sentirse bien. Eso es empoderamiento.

¿Cuál es la razón por la que los hombres evitan acompañar a las mujeres a ir de compras?

Todo eso forma parte del sistema holístico y está regido por diferentes hormonas y fases de la luna, la mujer actúa por impulsos que ni ella misma conoce.

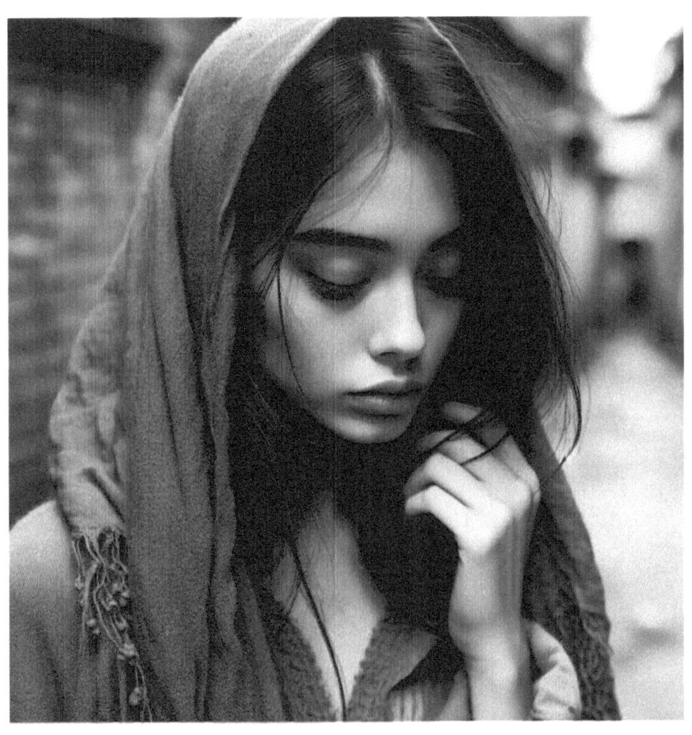

La mujer que acepta la influencia externa y limitante se reduce al conformismo, la aceptación y la pérdida de su valor y dignidad.

Es un proceso difícil, exigente, romper las barreras, buscar oportunidades, salir del nivel cultural y familiar donde están arraigadas las tradiciones. El solo acto de pensar en un cambio ya es empoderamiento.

Debe enfrentar un horizonte difícil, el empeño por alcanzar sus ideales, requiere de la fuerza interior y, sin duda, que la tiene. Está en lo profundo de su convicción, estrategia, dedicación, es la fuerza de la vida que se abre camino sobre la adversidad.

El entorno cambia, cuando la mujer cambia la perspectiva. Pero, para eso, debe erguirse sobre el sometimiento físico y mental, convertirse en una guerrera, utilizar los recursos a su alcance, buscando endurecer su espíritu y emociones, de lo contrario, los sentimientos y la manipulación serán su condena.

Dar sin recibir, confiar y creer, anteponer a los demás antes que a sí misma, sacrificarse por otros, aceptar que por su condición femenina debe «servir».

El machismo la hace sentir usada, humillada, desterrada, violada, bajo la premisa que es su condición, y tal como lo dijo Skene, quien descubrió la próstata femenina, **«son mujeres de raza inferior»** Esas palabras son fruto de

adoctrinamiento patriarcal.

En muchas culturas, aún hoy, muchos padres, empresarios, religiones, políticos, ven a la mujer como un ser inferior. Creadas como lo dice la biblia, solo para servir al hombre. ***"Y el hombre se enseñoreará en ellas"*** ¡Terrible sentencia!

A pesar de los derechos humanos, es dentro del proceso mental de las mujeres donde cambia el concepto. En el valor que tiene, el poder que fluye a través de su dedicación en el levantamiento interno de la autoconfianza, el empoderarse de su existencia por encima de los yugos del pasado.

¿Cómo se logra?

El proceso holístico es interno y externo, es la no aceptación de la condición inferior. Cabe reconocer que tiene derechos, y posee la fuerza para hacerlos valer.

No son episodios de violencia o enfrentamientos, es la transformación del pensamiento. Al hacerlo, todo su organismo inicia un increíble proceso de transformación, sus hormonas liberan la fuerza, es un estado similar al embarazo, pero, es un embarazo mental de una nueva proyección y actitud.

Su cerebro, asume ese pensamiento como una semilla sembrada, sentirá la fuerza, es la misma fuerza que tiene en la lucha y defensa de sus hijos, ¿cuánta más fuerza tendrá para luchar por ella misma?

Ese pensamiento actúa modificando conductas. Al tiempo que su cuerpo siente la fluidez de energía como una motivación, se siente el impulso de realizar proezas, estudiar, capacitarse, sobresalir, sentirá que puede enfrentar el mundo.

Paso a paso, se logran reafirmar los pensamientos. Junto con el entrenamiento físico se fortalece el espíritu. La exigencia interna es la clave del éxito, fijar pequeñas metas para ir conquistando una por una.

Evitar los cambios abruptos por intereses u ofrecimientos, al hacerlo es caer en lo mismo de lo que se desea escapar. «Nunca una mujer debe ceder el control de su autonomía».

Y sin duda llegará hasta donde lo desee.

El manejo de las emociones debe primar, sobre las promesas y ofrecimientos. Aprender a evaluar, saber obtener lo que merece.

El empoderamiento es una actitud mental, un pensamiento, es la liberación de la fuerza de la vida, en un constante avance, y eso, se logra en el lugar donde está, bajo una exigencia diaria.

No existen logros instantáneos, existe un proceso lento y constante y eventualmente se alcanzarán las metas más difíciles. Un paso a la vez, fortaleciendo el espíritu en cada nuevo amanecer.

MAGIA Y PRÓSTATA FEMENINA

Es en este punto donde aparece otra faceta del diamante del poder de las mujeres. Una línea frágil que separa la ciencia de la magia y los viejos conocimientos.

Al hablar de magia, se abre una puerta fuera del ámbito de la ciencia, pero se ingresa a un mundo fantástico de poderes increíbles.

La fuerza de la imaginación es la magia. Al unirla con el pensamiento y la acción desencadena un caudal de opciones. La magia no es para todo el mundo, se debe tener una mente abierta, soltar dogmas y preceptos, aceptar la enseñanza de la naturaleza, utilizar las estrategias del ganador.

Transformar destinos, construir ilusiones, destruir limitaciones, avanzar en el poder interior.

No hay brujas malas, hay mujeres sabias que no se dejan dominar. Son las dueñas del poder. Con sus encantos y embelesos todo lo pueden obtener. La riqueza o el amor, la salud y el

bienestar, todo lo pueden hacer, pero nadie las puede llegar a tener.

Ellas son libres como el viento, vienen y se van, como las noches de luna aparecen y al rato ya no están.

Saben los secretos del amar, no tienen dueño, ni marido, ni dios, ni demonio que las puede mandar. No aceptan ofrendas, les gustan sus cosas por sí mismas ganar.

No son perezosas, ni desordenadas, llegan a ser. Son hermosas y bien cuidadas, son las reinas de la oscuridad. Viven en el misterio, saben bien, que no hablar demasiado, eso, también da poder.

Son amantes profundas, saben lo que deben hacer, hechizan con sus encantos, pero no dominan ni celan, ni perturban con su llanto, a su amante lo saben complacer.

No les importa, el sufrimiento, al contrario, les hace bien, las fortalece en el alma y no las deja decaer.

Son exigentes en la vida, solo quieren lo mejor. Cobran caro su trabajo, lo hacen con devoción. Emprenden grandes retos y hasta no terminar, no descansan ni dejan descansar.

Los juicios con ellas no van, ni lo que otros digan, no les ha de importar. Se ocultan en la noche, nadie las puede ver, cuando la luna nueva se esconde, ellas disfrutan el placer. Pero, cuidado se debe tener, no perdonan, menos ruegan, saben cómo un daño devolver. No abuses de su confianza si la llegas a tener. Una bruja es, al tiempo, buena y malvada, depende lo que en ella quieres ver.

En los siguientes apartes, los temas que se expondrán podrán incomodar. El término «libertad» es la capacidad que tienen las mujeres de ser ellas mismas. Tomar sus propias decisiones, vivir sus vidas, usar los recursos como mejor les convenga, viviendo como elijan, sin condenas ni juicios.

En la lucha por el empoderamiento, lejos de la esclavitud, cada mujer posee herramientas y recursos valiosos para lograrlo. (Todo es válido)

El sabio empleo de la mente, la sagacidad, la diplomacia, el respeto hacia sí mismas, son los peldaños que las llevarán a la cima.

La mujer debe pensar en la mujer que mora en su alma. En el poder que la naturaleza les entregó. En la magia y los encantos. En el aprovechamiento de las oportunidades. En la gran inteligencia y astucia con las que se dotaron.

Existe dos senderos, la mujer servil, esclava y sometida y la mujer emprendedora y dominante. Cada una elige quién quiere ser.

En las próximas páginas el antiguo poder del empoderamiento. El siguiente contenido es un canto a la libertad. Este no es un documento moral.

La magia de Afrodita

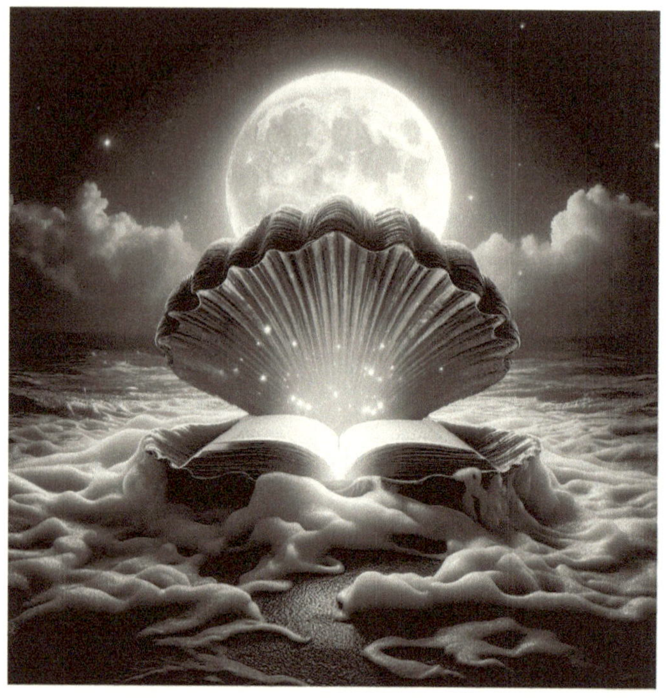

En los tiempos antiguos donde los recuerdos se olvidan. En una época donde los dioses vivían en la tierra. Ellos que amaban la humanidad, dejaron ocultos los misterios del mundo celestial.

En ese pasado remoto, los dioses contaban extrañas historias de guerras y batallas, donde a propósito disfrazaban la sabiduría, para que pocos las pudieran entender. Solían entre ellos decir, que:

«Esas historias harían la ignorante más ignorante, y al sabio más sabio, si las podía comprender»

A todas las mujeres, los dioses un legado entregaron, para que ellas gobernaran sobre el resto de la humanidad. La diosa Gea, la madre de toda la creación, la gran deidad femenina llena de todo el poder. A sus hijas, para siempre y por toda la eternidad, les dejo escondida en una vieja lección, el poder total de la magia que ella les otorgó.

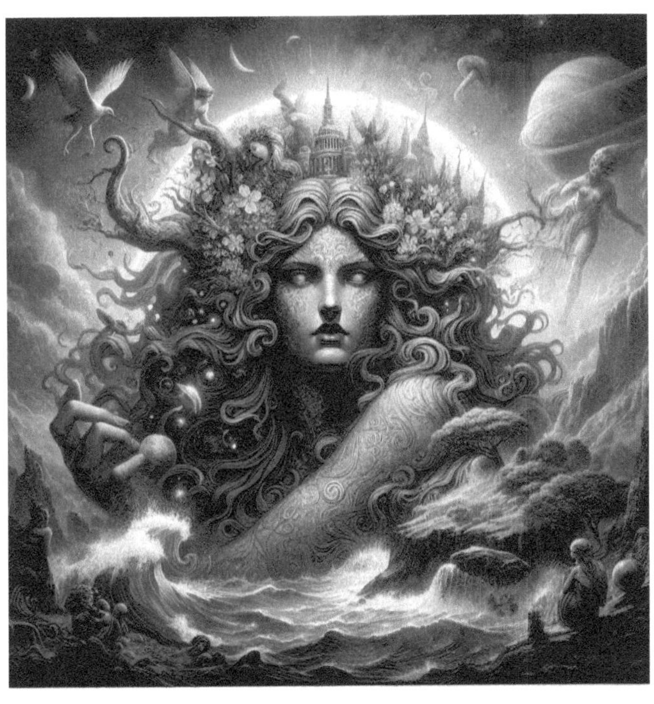

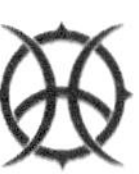

Cuenta la leyenda del mundo celestial, que la diosa Gea un día cerca del atardecer, ella se puso a narrar, la historia que a todas les iría a dejar.

Contaba que su esposo, el dios Urano, terrible y sanguinario, odiaba a sus hijos, los que Gea con tanto amor le había entregado, para ella, ese era su dolor.

Ella, doce hijos, parió. Los amaba a todos, pero no el dios. Él , dueño del paraíso celestial, celoso de compartir su reino, retenía los hijos en el vientre de la madre Gea, no los dejaba nacer. Causando un gran sufrimiento, pena y tristeza de madre frustrada, viendo que sus hijos amados, no podían existir.

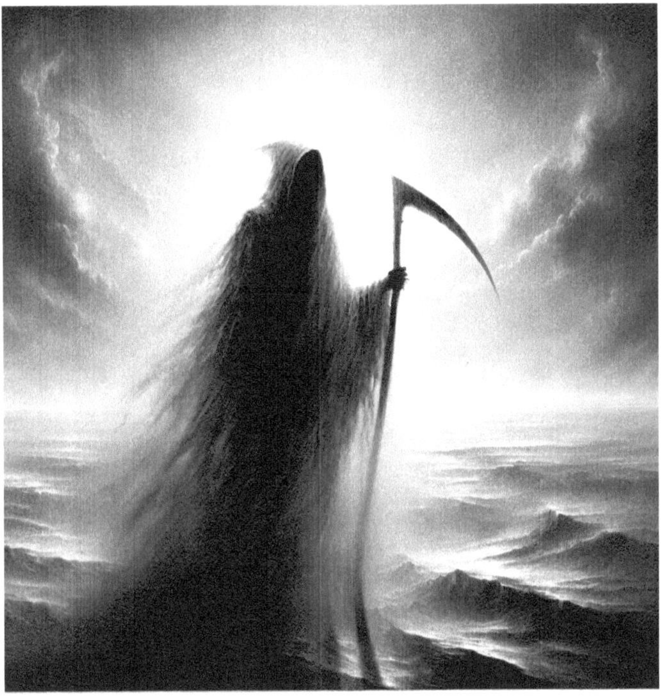

En medio de su agonía, y luchando desesperada, un plan ideo. Talló una mágica hoz, y a sus hijos vivos ayuda les pidió. Solo el dios Cronos viendo su sufrimiento ayudarla prometió.

Todo fue planeado, la venganza de la diosa era por sus hijos no nacidos que debía castigar al dios. Ya con todo listo el dios Cronos con la hoz en sus manos, en la habitación se escondió…

Llego… la noche… las tormentas desgarrón los cielos como un presagio del final. Los relámpagos iluminaban la sombra de la muerte con la hoz, agazapada estaba en el rincón.

Urano esa noche… viendo la bella diosa, de muselinas vestida… el deseo frenético lo poseyó… ella coqueta e insinuante, sedujo a su consorte y al lecho lo llevo… subió sobre él… cabalgando el amor… haciendo que todo el deseo se exaltara… su cuerpo en la cama… vulnerable y con su miembro expuesto quedo…

Fue ahí, en ese placentero y terrible momento, donde Cronos, como si fuera la muerte, cortó el aire con la hoz… el filo con un tajo… el miembro amputó… un desgarrador grito sacudió el infinito, cuando el dios Urano, castrado, quedó.

La diosa cumplió su venganza, pero algo más en su plan estaba, para todas las mujeres en la humanidad… un secreto escondió en lo que hizo, solo las iniciadas entenderlo podrán.

Como un fantasma exorcizado, la diosa tomó los testículos de Urano, salió corriendo… las gasas flotaban… con las manos ensangrentadas… sintiendo aún el palpitar… al mar los arrojó… de la sangre que goteaba… dos gotas mágicas… cayeron… en espuma se convirtieron dando vida a la revelación… el semen del dios… con el mar se fundió.

Emergió de la oscuridad, rodeada de la tormenta, sobre una concha de amor, una bella diosa… de la sangre del dios Urano… Nació.

Afrodita fue llamada la diosa de la sensualidad y el amor… no el amor romántico y dulce, sino el amor erótico, pasional y prohibido.

Es la historia, pero no es lo que se quiere contar. Lo invisible es lo valioso. La vida de las mujeres se debate en la entrega incondicional a ser «esclavas» del amor, y por amor a los hijos y al esposo, renunciar a la vida y su libre desarrollo.

Miles de mujeres en la antigüedad, en todas las culturas, se adoctrinaron con la imposición exclusiva de someterse al hombre. Toda la vida

de una mujer, solo para tener hijos y ser sierva del marido.

Y, las que intentaran liberarse de ese lastre, el marido podía hacer con ellas lo quisiera, azotarlas, mutilarlas, o someterlas a la hoguera. Una vida, miserable, una y otra mujer por generaciones, solo existieron para ser serviles.

La representación de Afrodita en la historia es el renacer de la mujer. Aquella que, por encima de la adversidad, rompe con los límites impuestos emergiendo del mar del sufrimiento a su verdadera vida.

Muchas mujeres, a pesar de lo impuesto, levantaron su voz y sus actos, aun a pesar de las condenas y la muerte. El listado abarca el contexto histórico de aquellas que dieron su vida para que las mujeres en el futuro… vivan en igualdad y empoderamiento.

Afrodita es más que la diosa de amor, la sensualidad, la belleza y el deseo. Su presencia es el secreto que yace en todas las mujeres y la forma de encontrar el empoderamiento.

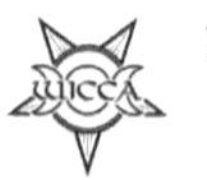 

Afrodita es la representación de la vida de las mujeres, tuvo múltiples esposos, Hermes, Ares, Hefesto, Poseidón, Adonis, Anquises y Butes.

En una primera apreciación, las mujeres suponen la vida promiscua y libertina, de Afrodita, pero, la diosa Gea tenía otros planes. Los secretos que esconde la narración. Cada uno de esos amantes, dejo una lección. No son esposos, son los eventos, son las vivencias que tendrán las hijas de Gea.

Al comprender el profundo simbolismo mágico, se comprende cómo actuar en la vida, frente con las diferentes opciones. Cada «esposo» es la representación de una vivencia de la que se debe obtener el mayor provecho. La historia de Afrodita es la historia de la mujer.

Simbolismo de Afrodita

En sí, Afrodita representa la mujer en el más profundo sentido de la palabra. Sus luchas internas y externas, la vida con todas sus posibilidades y probabilidades.

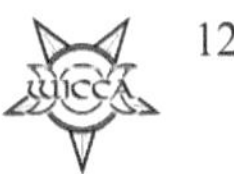 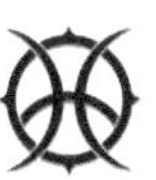

El sentido profundo de la libertad interior, contra las limitaciones en el mundo exterior. El devenir de la continuidad entre éxito, felicidad, sueños, amores y fracasos.

La historia de Afrodita, desde su nacimiento, es un canto al poder que existe dentro de cada mujer, a esa fuerza imperecedera en el desarrollo de su esencia, el empoderamiento que las eleva al reino celestial, cuando logran su metas y objetivos.

Igual, es la motivación para aquellas que, por las circunstancias de la vida, la niebla del futuro les impide ver el valor y fuerza que yace en su alma.

El nacimiento

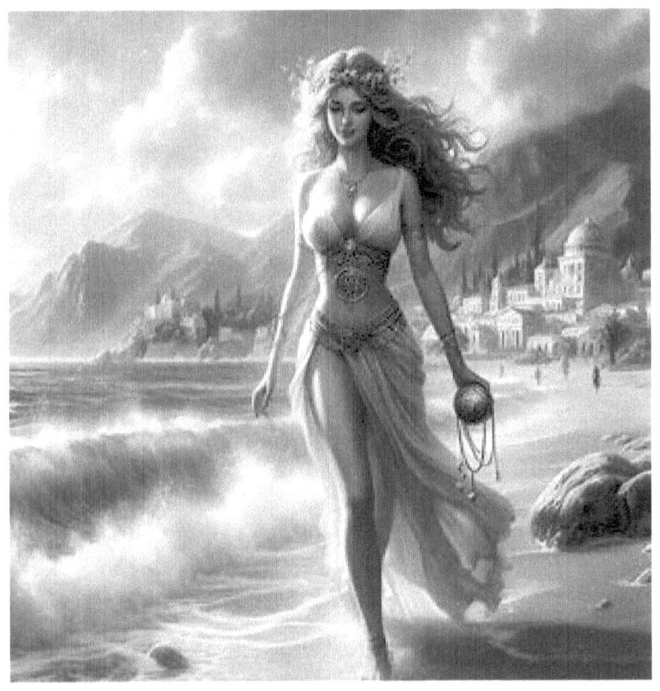

Afrodita nace en el mar, luego de una imagen dantesca, pero con un contenido de sobrevivencia, es ese el símbolo sagrado. «Renacer de la adversidad»

Miles de mujeres, de una o de otra manera, cada día renacen al enfrentar su mundo, al descubrir las vivencias, al experimentar los desafíos.

La concha representa el órgano sexual femenino, la creación, la sensualidad, el poder gestador no solo de la vida, sino la identidad secreta. Es el templo hermoso y sagrado de Afrodita, el lugar anhelado donde elevar las oraciones a su belleza.

La espuma, es la eyaculación femenina, el bálsamo de la atracción. La fuerza del mar interno que despierta todos los sentidos, inundando todo su ser de la energía del resplandor y la vida.

Las dos gotas de sangre derramadas por el dios Urano, representa su útero, el menstruo, la magia poderosa y lunar, un profundo contenido mágico. La mujer que esto comprende dominará los ciclos que forman el ritmo de vida.

Afrodita sobre la concha, representa, la individualidad, liderazgo, grandeza, esfuerzo, tenacidad, lucha, sensualidad y sexualidad, inteligencia, vanidad, dedicación y empoderamiento, después de la renuncia. Es el erotismo prohibido fundido en la belleza y el amor.

Renuncia

La imagen de Afrodita induce a la renuncia. Renunciar a los patrones impuestos, los condicionamientos mentales que, desde la infancia, marcaron la sumisión, el servicio y el empobrecimiento.

La gran mayoría de mujeres, desde niñas, se entrenaban a tener el papel de mamás, amas de casa, siervas y sirvientes de los hombres.

En Navidad, los regalos para las niñas, muñecos, coches infantiles, cocinas, escobas, traperos, ollas de juguete, etc., una preparación para el futuro.

En el hogar, las niñas debían aprender a realizar los oficios domésticos para cuando tengan marido,
—decían las abuelas. Y, si había hombres en la casa, la niña tenía que atenderlos, hermanos, primos, papá.

Los niños no recogen el desorden, eso es trabajo de mujeres. A esto es a lo que hay que renunciar, a esa esclavitud impuesta, disfrazada de bondad y servicio, vidas desperdiciadas por la anulación de la mujer.

Renunciar a: ser dependientes, obedecer sin opinar, someterse al capricho de hombres y mujeres, a aceptar por ser mujer, a tener que decir si, cuando no se quiere. Hacer valer el «no» como autonomía de protección, a elegir vivir como sea su deseo interior y a tener todo el control sobre su cuerpo y sus decisiones.

Mientras la mujer no renuncie al sometimiento por sí misma, jamás será libre.

Afrodita se yergue sobre el mundo, lejos de las cadenas, y el anillo de compromiso que en sí es un lastre que las ata al hombre, perdiendo su esencia sagrada.

Es el baluarte de ejemplo, la hetera sagrada, la mujer empoderada que habita en cada mujer.

Los esposos de Afrodita y su simbolismo secreto

La imposición

Cada una de las historias, de la diosa Gea, posee un mensaje secreto, una forma de actuar, una estrategia, una manera diferente de ver la vida, esto despertará en la mujer el sentido de poder que posee.

Los siguientes apartes son lecciones que invitan al análisis libre de sentimientos y pasiones. Enseñanzas antiguas, metáforas de vida, usted está en libertad de aceptar o rechazar. Eso es libertad.

Hefesto el martirio

La historia toma vida, el libro de la sabiduría abre sus hojas para quien quiera descubrir su poder, la magia y la libertad fundidos en la esencia del ser…

La tormenta se fue… y Afrodita apareció… sin juventud, ni infancia… convertida en la más hermosa mujer, sexual, erótica, pervertida… Y ansiosa… libre como las olas del mar.

129

Cuando emergió del mar, hasta los dioses admiraban su belleza. Dioses y hombres, ante la extraordinaria belleza, fueron presas de los deseos más incontrolables por poseerla. Inspiraba los más profundos instintos en pensamientos lujuriosos, turbios y sucios.

Pero, ella, orgullosa, los despreció a todos.

El dios Cronos se sentía culpable a haber castrado a Urano, de donde ella nació.

 Ahora ella dominaba con sus encantos. Así, el dios Zeus, hijo de Cronos. Con su gran sabiduría y justicia, obligó a Afrodita a casarse con Hefesto.

No había nada de malo, Hefesto el dios del fuego, trabajador incansable, el herrero del Olimpo, fabricaba las armas mágicas de los dioses.

Pero, su apariencia descuidada, deforme y su cojera, no le agradaba a Afrodita. Obligada le tocó aceptarlo, un profundo sufrimiento se apoderó de ella.

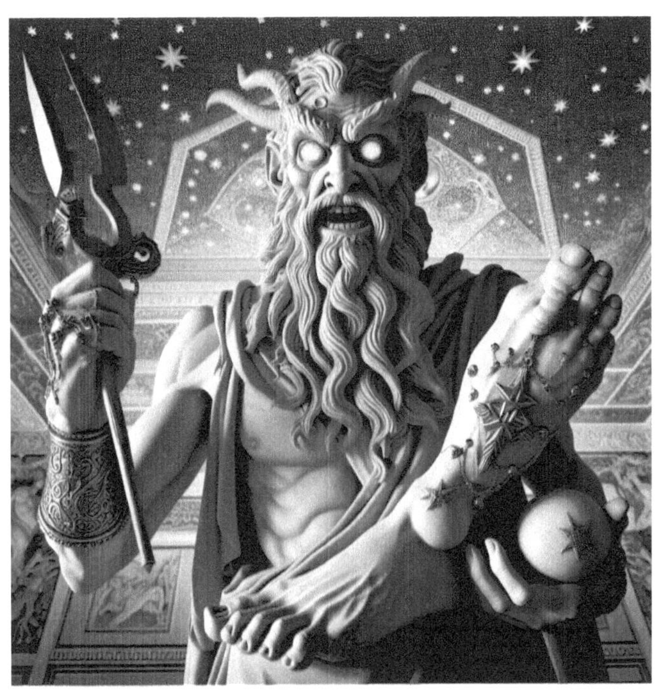

El dolor de aceptar y sentir sin querer. El dios Hefesto, mal humorado y siempre sucio, no le brindaba los placeres que palpitaban en su alma.

Sin embargo, ella, aprovechó lo que tenía. Comenzó a seducirlo, entregándole sus encantos, llevándolo al paraíso del placer. Hefesto sumido en el deseo, no descubrió la intención que se escondía. Ella le pidió a cambio de su satisfacción que le fabricara una joya mágica que la hiciera lucir aún más bella y atractiva.

Que su resplandor resaltara el deseo, ella quería que usar esa joya mágica, todos los hombres y mujeres no pudieran resistir sus encantos.

Él ingenuamente pensó que, si fabricaba la joya, sería para él. Tendría toda su belleza y erotismo, los dioses sentirían celos que a pesar de su deformidad disfrutara de ella.

El dios complació a su esposa, creó el cinto mágico, el Kestos Himas. Una joya de poder no solo resaltaba la belleza, si no producía en quien

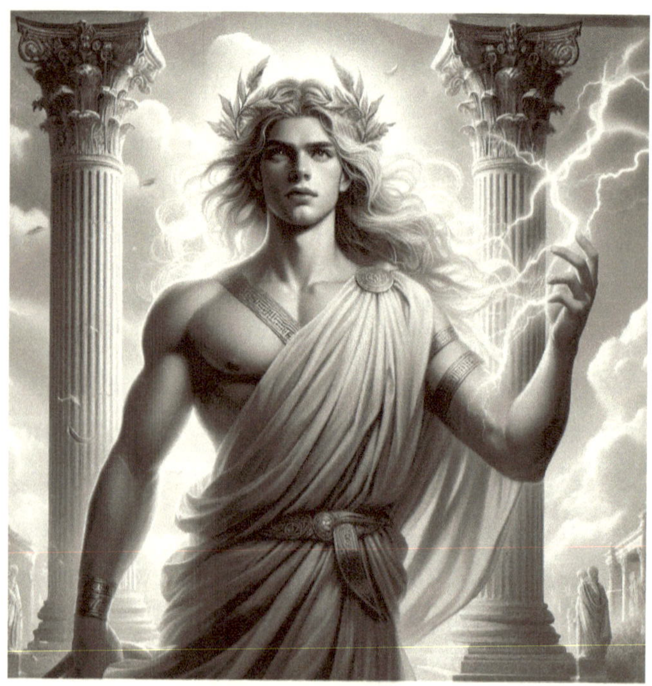

la viera una poderosa atracción de deseos y fascinación.

Ella quería amorosa, complacía al dios, pero al tiempo, un día conoció al dios Ares, el dios de guerra. Cayó bajos sus encantos, ella ansiosa y llena de deseo, se entregó a la aventura sin saber lo que ocurriría, el frenesí y la locura, sin experiencia y sin juventud, Afrodita enloqueció de pasión.

Ares, igual de desesperado, entro en los aposentos Hefesto y se dejó llevar por el erotismo desmedido. En ocasiones ella se escabullía durante días, aparecía y desaparecía.

Ares enloquecía al no verla, le reclamaba, la poseía con fiereza y crueldad, la misma que tenía cuando iba a las batallas.

Pero, a ella le encantaba, a veces lo observaba desde lejos y sentía una fuerte excitación, viéndolo desesperado. Tan solo sonreía.

Luego, como la luna en creciente volvía a aparecer, seductora, ingenua, delicada. Él,

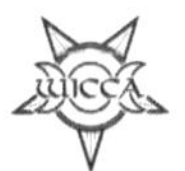 133 

agresivo, le reclamaba, ella… disfrutaba de su enojo… llevándolo a las locuras de los placeres más lujuriosos…

Así pasaron los días, los meses y años… cada encuentro era más intenso… Afrodita disfrutaba no solo de los dos dioses… en sus aventuras en las noches de luna llena, celestina de los amantes, ella dejaba volar sus deseos en lugares recónditos…

Hefesto… sentía que algo pasaba, sufría, se enloquecía cuando ella… se escapaba… en las noches oscuras.

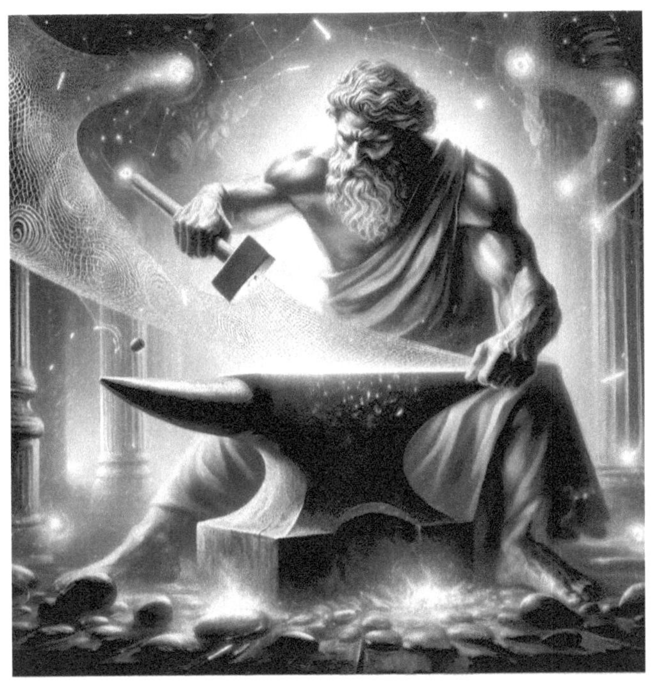

Esos amores prohibidos no quedan ocultos por mucho tiempo. Hefesto se enteró de la traición. Ideó un macabro plan para vengarse. Construyó una red mágica e invisible y la puso en el tálamo, de tal forma que cuando ellos se amaran, quedarían atrapados en la red de la traición.

Y, así sucedió, la ira y la venganza enloquecieron al dios Hefesto, Los amantes atrapados en la infidelidad sin poder separarse, se expusieron ante los dioses.

Afrodita desnuda, cubierta tan solo con los brazos de Ares… lloraba su amargura. Pedía perdón… los dioses se burlaban… bebían… mofándose de los amantes atrapados.

Luego de la diversión y el disfrute de los dioses, los amantes se liberaron.

Prometieron alejarse… pero, como suele suceder, el tiempo y el dolor hicieron que los esposos se dijeran adiós. Hefesto siguió en su fragua mágica mientras Afrodita se aventuró en la pasión… ahora libre y sin ataduras se entregó a la pasión con Ares.

Dice la diosa Gea

Una historia de amor, donde la justicia puede ser injusta, en el fondo ¿Quién traicionó? La mujer, que por sus encantos es obligada como mercancía a ser vendida a un postor, sufre la desdicha deshonra y el deshonor.

Muchas, son sacrificadas o se casan por interés, todo menos por amor. Luego serán culpadas por traidoras y canallas, cuando en su corazón nazca la pasión.

 136 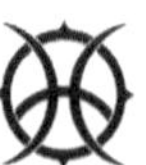

Llegará sin duda la separación, la traición no es más que el deseo de escapar de la gran prisión que crea redes como telarañas que dañan y destruyen, por la venganza, del ya inexistente amor.

El hombre traicionado sufre, pero ¿Cuánto sufre la mujer que entrega su cuerpo aun sin su querer? Cuando otros mandan sobre su ser, podrán su cuerpo tener, pero el verdadero amor y alma de una mujer, no se puede someter.

La mujer obligada, por su libertad, debe luchar, antes de que otro amor quiera abrigar. La traición y el engaño algún día se descubrirá. La red de la traición causará penas, tragedias y dolor.

No hay mayor desventura que convivir con alguien a quien no se le ama, ni se le siente pasión. Ninguna mujer, por ningún interés, a otros debe complacer.

La mujer debe de saber, que con otras estrategias todo puede obtener, sin someterse a los caprichos que le quieren imponer.

Debe erguirse, en la búsqueda de su libertad, pero también debe, consigo, luchar. Entre la belleza y la vanidad, la virtud puede perder. Son una mala combinación que trae

su destrucción, cuando se quiere más, llamar la atención.

A las hijas

A ti, hija mía, que en los tiempos venideros existirás, esta lección te dejo, apréndela para tu libertad.

En esta historia debes comprender, no abuses de tu poder, no pidas por aprovecharte y tener. Crearás deudas que después, caras tendrás que pagar. Y tal vez en el futuro no te gustará, cuando te vayan a cobrar.

Si tu pasión y ardor es mayor, con un solo hombre no tendrás condición. Serás sacerdotisa de la noche y con todos los que quieras podrás estar. Pero a ninguno la promesa harás, de estar con él o serle fiel hasta el final. Con los sentimientos no jugarás.

Eres libre, piénsalo, bien… en la noche todo puedes tener, disfruta y vive y al amanecer, virgen de nuevo volverás a ser.

Aprende esta lección: Una mujer no tiene dueños, ni sus padres, ni hermanos, menos ser esposa obligada, de ella nadie debe disponer. Eres libre como el viento que viaja a ningún lugar, y, sin embargo, en todas partes está.

Por obligación, nunca nada harás. Pase lo que pase, tu dignidad no perderás, no agaches la cabeza ni te vayas a someter a que alguien que no quieres, llegue a tocar tu piel.

Dentro de ti, tienes un gran poder, esto es lo primero que debes de saber. Y, si llegado el caso que no lo puedas evitar, aprovecha y ten la joya y después. Solo… después… te irás. Pero, mientras atrapada estés no busques amantes, ninguno te hará bien.

Eso sí, no te pongas a jugar si tienes un marido, mientras con él estás, tu lecho, aunque no te guste debes respetar.

Los amantes de la mujer casada son solo fantasmas que a tu vida llegarán, te usan, te manipulan, y, cuando todo se descubra, como fantasmas se marcharán.

Si eres infeliz, no tardes en buscar solución, puede que te sea difícil, pero es la solución. Cuando duermas sola, puedes de vida hacer, lo que quieras, con quien, y cuando quieras, sin que nadie te pueda juzgar.

Cuídate de tus amigas, evita tus secretos, comentar, ten cautela en lo que hagas, no destruyas a nadie más.

Menos te vayas a involucrar con amantes cercanos a tu esposo o a tu hogar. Si esto haces, piensa bien que la tragedia a tu vida ha de llegar.

Si no eres feliz, lucha y busca tu libertad. Siempre lo que hagas, hazlo con dignidad. Viste como Afrodita, debió sufrir por su deslealtad, si bien es libre, pago un precio que no debió pagar. Evita que esto te pase, piensa bien antes de actuar.

Hay muchas redes que penden sobre los amantes, y no lo vayas a dudar, algún día, atrapados, han de quedar. Ahora mira a Afrodita cómo volvió a nacer.

Ares

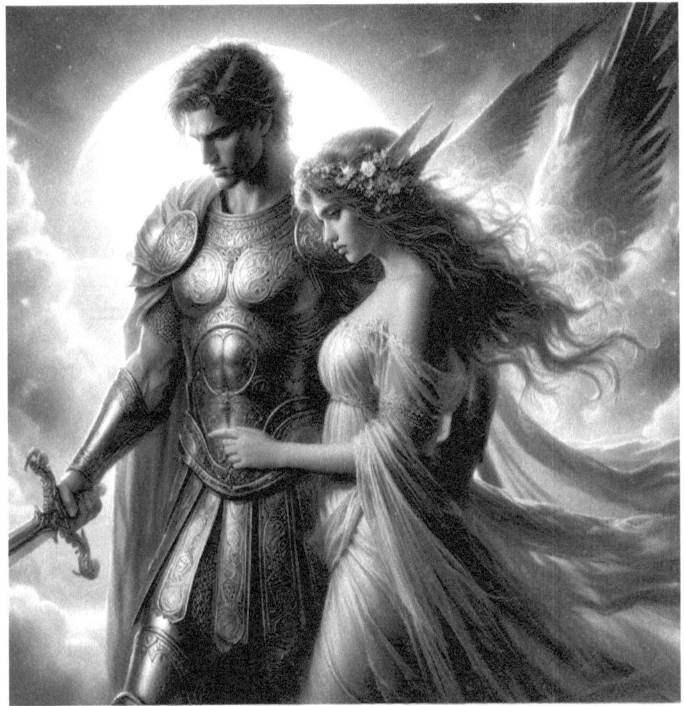

El tiempo pasó y Hefesto en el corazón de Afrodita se olvidó. Eso sí, se quedó con el cinturón.

Pero la pasión por Ares aumentaba, y siguieron en su mundo de ensueño. Sin embargo, como suele suceder, Ares, el dios de la guerra, aventurero a Afrodita, quiso poseer.

Un luchador que en la gran mayoría perdía las batallas. Aun así, como dios rebelde y apasionado, pensaba en la injusticia protegiendo a los desamparados. Al menos suponía que por eso luchaba.

Cuentan las leyendas que su gran pasión en las batallas era ser sangriento, despiadado y cruel. Igual era cuando amaba a Afrodita, las batallas del sexo y el deseo de poseer.

Se complacía, viendo el caos y la destrucción. Su forma de ser a los dioses no les gustaba y Zeus, desde el Olimpo, tan solo miraba. No le parecía bien que un dios destruyera con placer.

Ares quería desposar a Afrodita, casarse con ella. Sin embargo, la diosa, después de la experiencia con Hefesto, le propuso que fueran solo amantes. Se había prometido que jamás sería la esclava de otro ser y menos, se iría a vivir con él.

De vez en cuando, se escapaba, con otros dioses estaba sin que nadie lo pudiera saber. Ya Ares la cansaba y el maltrato que le daba, la llama de la pasión en ella se apagó. Un día Afrodita estaba

triste contemplando el mar. Urano su padre la vio afligida, conoció su dolor. Ares era agresivo, discutían, peleaban, la lesionaba. Sin embargo, ella decía que aún lo amaba.

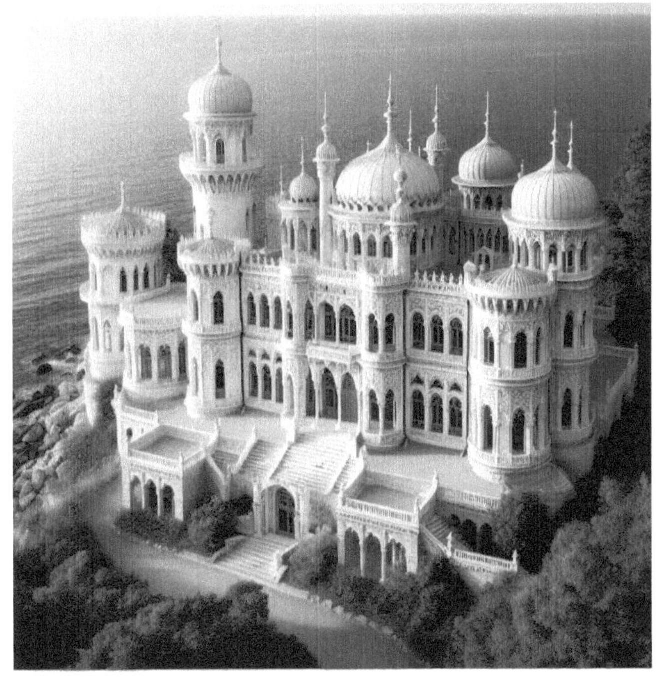

El dios se compadeció, cerca del mar, un hermoso castillo le entregó, donde pudiera poner en paz su corazón. Mirándola le dijo que visitará el oráculo de Delfos, quizá allí encontraría una respuesta para su alma, y así saber qué hacer.

Ares cada vez estaba peor, ebrio, agresivo, violento, un hijo tras otro hijo engendró. Quería dominarla, encerrarla, los celos lo ahogaban. Ella, quería escapar, pero, la pasión la cegaba y de alguna manera disfrutaba la forma brusca con la que él la amaba.

Días de amor y ternura contra días de tormentas airadas, donde las pasiones se pierden en la locura y la desesperación. Amantes del dolor.

Un día, Afrodita se sintió mal. Sus emociones cambiaron, pensó que todo esto no estaba bien. No podía permitir que Ares siguiera abusando de ella, no le importaban los hijos, ni siquiera por él se preocupaba…

En la tarde de la luna llena, al oráculo de Delfos llego.
Quería encontrar guía para su profundo dolor. Allí estaba Pitia… al lado dos incensarios gigantes quemaban salvia. El humo ascendía a los dioses.

Como a algunas mujeres les suele pasar, Afrodita, a pesar de ser una diosa, a la magia, debió visitar,

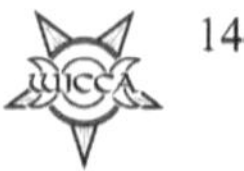 144 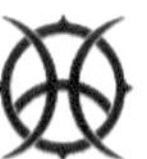

quería encontrar respuestas, saber cómo seguir. Y, el oráculo, eso le iba a decir.

Le sugirió al responder que, a Hécate, la diosa de las brujas, señora de los fantasmas y los muertos, debía recurrir. Que, en su destino, estaba escrito que con ella debía otro mundo descubrir.

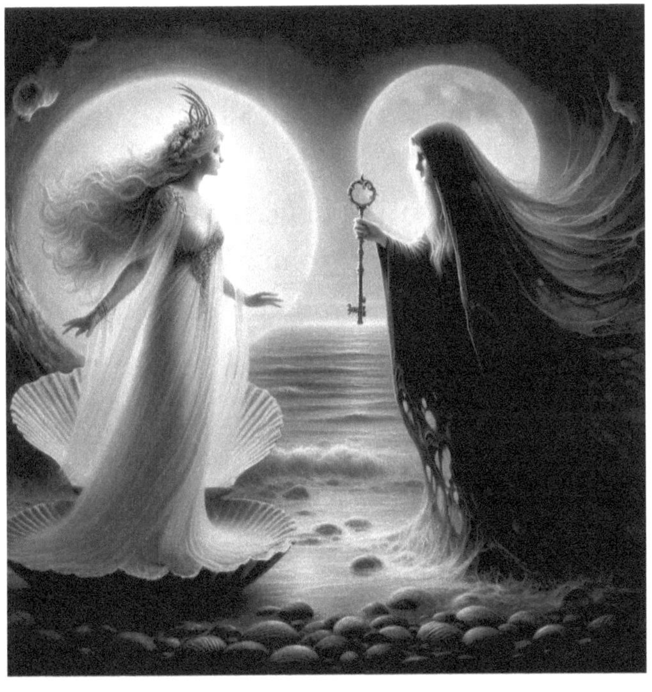

Luego de invocarla, la cita se concretó y las dos diosas, casi igual de hermosas, el destino las unió.

Afrodita le contó su historia. Lloraba y sus lágrimas en perlas se convertían, cayendo en las arenas, como si de pequeñas lunas se tratara, brillaban al atardecer.

Todo sin reservas a la bruja diosa le contó, sus penas y sufrimientos y la bruja la escuchó.

Luego… de un tiempo con vos suave como el arrullo del mar, muy cerca al oído a Afrodita le indico… Todo lo que ahora debía hacer para que, en su vida, le fuera bien.
Como si fueran viejas amigas, hablaron, rieron, descubrieron cosas en común. Hécate la bruja, admiro la belleza de Afrodita y ella la magia de la hechicera…

Hécate, la consoló y un abrazo tierno le dio. Pero el destino y la magia tejen destinos desconocidos que unen la pasión.

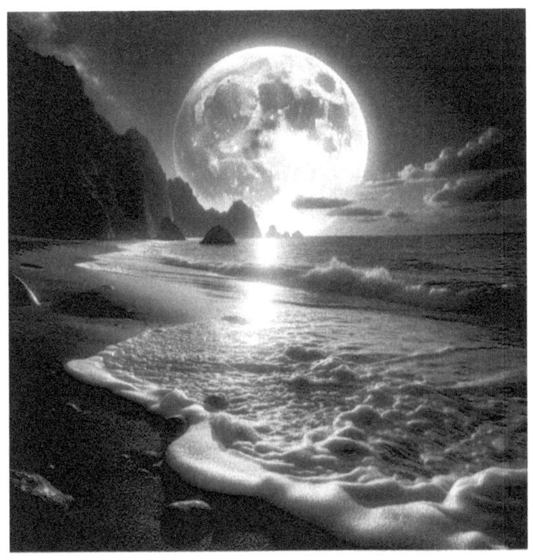

Entre las estrellas que brillaban, la luna cómplice y celestina… las dos diosas abrazadas, algo les paso. Quizá fue el cinturón mágico de la diosa, que produjo una poderosa atracción, Afrodita erótica y apasionada, Hécate de poder inundada, resistir no pudieron y esto sucedió.

En un beso profundo se fundieron llenándose de pasión… la tentación invadió sus sentidos y todo… todo se desbordó.

Las olas del mar bañaban los cuerpos desnudos, en el vaivén de la locura. El suave roce de la piel se fundía con las olas del mar que venían y se iban… en un juego rítmico… llevando al éxtasis… por primera vez… el mar de Afrodita explotó… La espuma de sus entrañas se fugó con la espuma del mar de donde había nacido, se fundió con las olas de Hécate, y el mar, en aguas tormentas, se convirtió.

Sintió que todo su ser se estremecía en convulsiones, suaves, cadenciosas… los senos y su vientre se apretaba mientas… Hécate bebía insaciable… el caudal… que manaba sin parar… Ella en su desespero bebía sin parar, mientras su mar explotaba sin poderlo controlar.

El amanecer llegó… Estaba desnuda en su habitación contemplando el nuevo sol… en su mente los pensamientos y sensaciones pasaban y la palabra que Hécate pronuncio… trataba de comprender que quería decir. Hetaira… Hetaira… resonaba en su corazón.

Los días y las noches se sucedieron unas a otras. Ares cada día se tornaba altanero… Afrodita le dijo ¡basta! Y lo confrontó. Mientras Zeus desde el cielo miraba…

Él se marchó a la batalla, más agresivo y salvaje, y Zeus dijo ¡basta! No puedo permitirlo, más, Ares al Olimpo volverá y a tierra jamás regresar podrá.

Luego de la batalla donde Ares mató al hijo de Poseidón, regreso al Olimpo y para siempre allá se quedó.

Pero no antes dejar a Afrodita muy mal. Ella se enteró de todas las amantes y demás hijos que Ares había dejado en el mundo. No solo con diosas, sino con mortales engendrando semidioses que tenían gran poder… ellos en la tierra no se podían quedar y en el Olimpo deberían estar.

Sintió que se le rompió el corazón, desilusionada, arrastrando los pies por la arena de la playa… vio a un atractivo mortal… un marinero que hechizado quedo al ver la belleza de semejante deidad, sus deseos, no pudo controlar.

Hablaron… disfrutaron, jugaron con las olas… Del mar. Él le pidió que por una noche no más fuera su… hetaira….

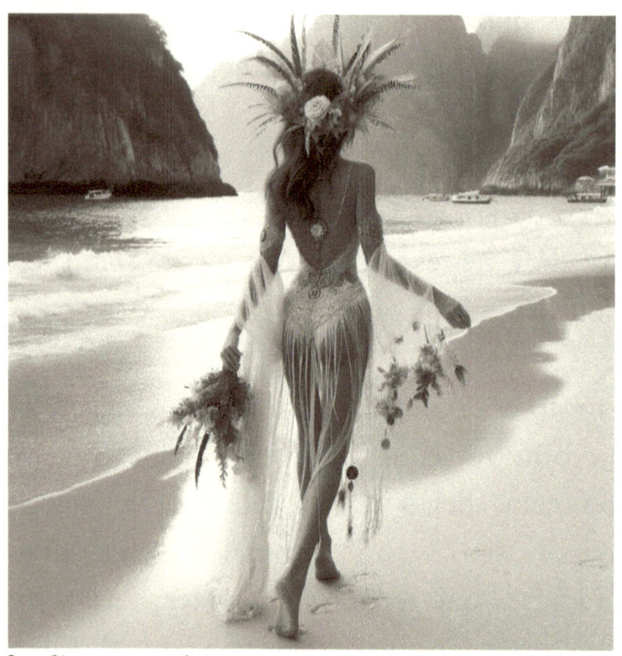

Afrodita no sabía que era, pero sí recordó que Hécate le dijo que eso debería ser. Ella le preguntó que, qué significaba. Él contestó que fuera su hetera o compañera o dama de compañía por una noche más.

Afrodita sonrió, una risa pícara se dibujó en su rostro, mirándolo insinuante, le dijo que sí, ¿pero a cambio de qué? En mi barco tengo muchos tesoros, vas y escoges lo que más te guste, dijo el marinero y así paso… Un cofre lleno de joyas por una noche de pasión.

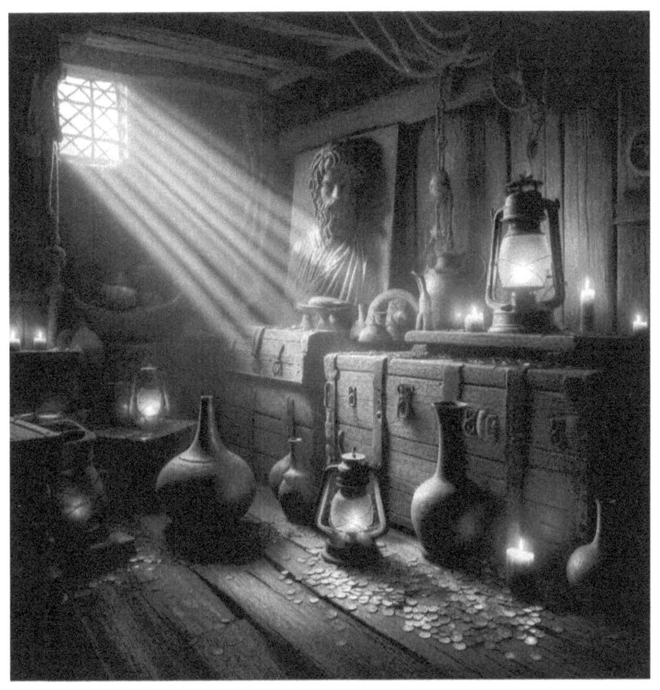

En sí, para Afrodita fue una decepción, el licor hizo que le marinero pronto se durmiera, pero ella con el tesoro se quedó. «El tesoro de las heteras de Cnido» así lo nombró.

Y así comenzó el templo de Afrodita y las heteras. La prostitución sagrada. Junto con Hécate, fundieron la magia y la libertad total de la mujer. Los dioses se reunieron y en secreto convinieron para turnarse y a la tierra volver…. Igual hicieron las diosas que estando ansiosas al

templo querían visitar… Afrodita había creado en la tierra, un placer celestial.

En el palacio… Afrodita, con los hijos de Ares, iniciaban una nueva vida. Para ella, su sensualidad, poder, atracción desbordada que producía el cinturón de Kestos Himas, hechizaba a mujeres y hombres y ella… se entregaba a las pasiones.

Mujeres de todas partes fueron llegando, atraídas por la magia y los encantos. Afrodita, usaba los tesoros en la ayuda a los desprotegidos… eso aprendió de Ares.

Lo que Afrodita ignoraba, era que cada uno de sus hijos le daría una lección, no solo a ella, sino a todas las mujeres que quisieran aprender, a ser libres y saber, como la magia y la libertad, el gran poder les puede dar.

Dijo Gea

Esta lección es la continuidad del mundo de una mujer que en la traición quiere escapar. No hay peor error que dejar al marido, por un amante de ocasión.

Sin embargo, solo se aprende del error. La libertad de una mujer es el tesoro más valioso que en su existencia puede tener. No son los hijos que crecerán y se marcharán. No son los tesoros que efímeros se desvanecen al atardecer.

La libertad y el conocimiento, es lo que la mujer debe valorar.

Para unas, un infierno se llega a tener confundiendo el amor con el dolor, de un golpe que rompe el aire y se estrella contra su ser.

Mana la sangre o queda la marca, del hombre que la ama, pero la golpea por querer. Peor es en ella que lo acepta creyendo que él tiene ese derecho por su compañero ser.

Qué triste vida la de la mujer, que es golpeada y ultrajada, para después, buscar en su cuerpo el fruto del placer.

Que doloroso ver, la mujer que lo permite y lo repite sin

 153 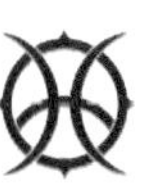

siquiera defenderse una vez.

Pero, eso no debe ser excusa para perder la virtud. Así como a unas maltratan, hay otras que ultrajan también. Por el hecho de ser mujer, no debes imponer, ni humillar, ni condenar al hombre que por compañero has elegido tener.

Igual no debes a otra mujer, despreciarla y condenarla, no sabes por lo que está pasando y es cuando empática debes ser.

La mujer hetera que acompaña a tu esposo, ella no lo buscó, es el hombre que ruega por placeres, ofrece cielos y estrellas, por una noche de pasión.

Pagan tesoros valiosos y la esposa, que es devota, juzga a la otra, cuando no la tiene razón. ¿Qué culpa tiene la hetera de un hombre cualquiera que la seduce por un rato de placer?

Llega un día donde dirás ¡Basta ya no más! Es el día donde, con dolor y tormento, parirás tu libertad. Romperás las ataduras y pronto sanarás.

Cuando ese día llegue no te vuelvas a encerrar perdiendo

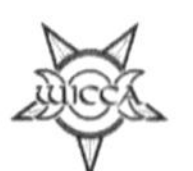

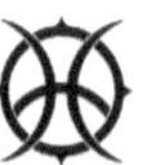

otra vez, tu paz y tu libertad. Vive, estudia exígete, trabaja, ahorra y construye tu interior.

Disfruta los placeres de la vida que te gusten y quieras probar. No reprimas tus sentimientos, ni te dé miedo conocer algo más. Haz de tu vida, un santuario y en él sé la sacerdotisa que invoca los oráculos para saber actuar. A nadie cuentas, deberás entregar.

No te arrepientas de tus actos, es la forma como aprenderás a volar, si algo en tu vida, quieres alcanzar. Busca guía y sabiduría, pero no pierdas tu autonomía, y siempre ten algo a cambio de lo que das.

Sin nada, a cambio entregas tu virtud, serás mancillada, terminarás usada, y el desprecio es el pago que vas a obtener.

La noche es misteriosa y como ella debes ser. Una sombra invisible que nadie puede ver. Solo tú sabes lo que en la penumbra harás, no lo comentes a nadie. A nadie le ha de importar. Y si no lo cuentas, nadie lo sabrá.

Vive tu vida como la quieras vivir. Si haces algo mal, las consecuencias debes asumir. Nadie va a juzgar tu vida ni la ha de condenar. Recuerda el pecado, es pecado, cuando

de tu boca tu acto se sabrá.

Eres mujer, eres poder, eres fuente de vida y del saber. Usa los encantos, aprende a dominar, no dejes que otros tu vida pueda dañar. Y si en el andar de tu viaje encuentras el amor, síguelo y construye, no siempre lo tendrás, pero siempre piensa que no hay amores eternos y, que un día todo cambiará.

El amante que debes tener es aquel que en silencio tu cómplice y amigo, llega a ser. Ten tu esposo o compañero, siempre sé para él, leal. No hay nada peor que una mujer traidora, mentirosa y desleal.

Tienes la virtud, se sincera y antes de actuar, busca en los hijos de Afrodita la sabiduría que necesitar podrás.

Los hijos de ella son otra lección que debes aprender, para manejar tu poder. Cuando te empoderes, esto debes conocer.

Dos gemelos de terrible potestad llegarán algún día a tu vida. No los vas a ver, cuando eso ocurra el terror conocerás. El miedo más intenso, tus noches, en frías y largas, se convertirán y tus días de nubarrones y tormentas serán.

No los puedes evitar, espéralos siempre algún día vendrán.

Siempre preparada debes estar, para todo lo que te pueda pasar, la vida cambia, los sentimientos también, el amor más intenso se llega a desvanecer.

No te afanes, al final, por más triste que sea, todo pasará y el día que menos pienses, volverá a empezar.

Eros

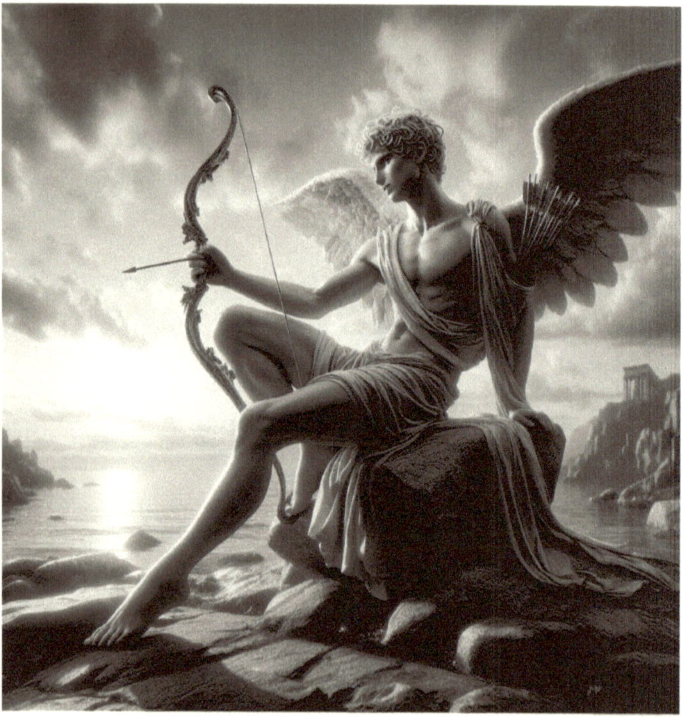

Criatura alada de noches silenciosas. Arco encantado de flechas doradas que unen corazones y atrapan ilusiones. Es el amor inocente, la sensación placentera de amar y ser amado.

Es el fugaz momento de entrega sin límites de todos los enamorados. Algunas flechas llegarán a

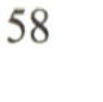

tu corazón, no sabrás cuándo ni con quién vendrán, solo sentirás que tu alma fue flechada por una nueva ilusión.

Pero, debes en cuenta tener que, es un niño frágil, no lo vayas a romper. Si esto haces, difícilmente volverá a aparecer. Sé cauta en el amor, no lo tomes como diversión, no abuses de los corazones que te entregan los amores… no mates la ilusión.

El dios del amor no tiene corazón, es cruel y desalmado, ata enamorados que no se pueden amar, en eso debes prepararte porque ese día llegará.

Tendrás que lidiar con lo que dice tu razón, que va a estar en contra de tu corazón. Amaras a quien no debes y pueda que vivas con quien no quieres.

Eros es cruel, vendrá cuando no lo necesitas, y no aparecerá cuando más lo necesites. Cuando sola deambules sin amor, buscando una nueva ilusión, no llames, no le implores, él no te escuchará.

Si te dedicas a cuidarte y disfrutas los espacios de soledad, en cualquier momento antes que imagines, una flecha tu corazón ha de atravesar.

Cuida lo que él te da, no lo vayas a mancillar y menos con ese amor vas a jugar. No debes tener un compromiso, un amante eterno puede ser, que te acepte tal como eres y tú acéptalo a él.

Pero puede pasar que flechada llegues a quedar, cuando con otro, comprometida estés. Un dilema vas a tener sin saber qué hacer.

Ten presente que no es fácil la solución, a uno de los deberás dejar. Los dos al tiempo nunca tendrás, te harán daño y te quitarán la paz.

Cuando, esto pase, y no lo dudes pasará, deja que el tiempo pase si irte a comprometer, ni intentes aventuras, tenlo por seguro que vas a perder.

Con el tiempo a tu favor, el oráculo te dará señales de lo que debes hacer.

Eros es cruel, difícil de entender, te pondrá

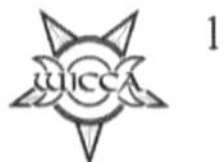 160 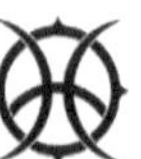

pruebas y tú sin saber, te traerá tenciones difíciles de resistir, pero dentro de ti sabrás si en ellas quieres sucumbir.

El amor no sabes de donde llegará, puede ser una locura, que no podrás controlar. Recuerda siempre que, si haces algo mal, asumes las consecuencias de lo que pueda pasar. Si dañas el amor y juegas con él, el otro gemelo será tu perdición.

Anteros

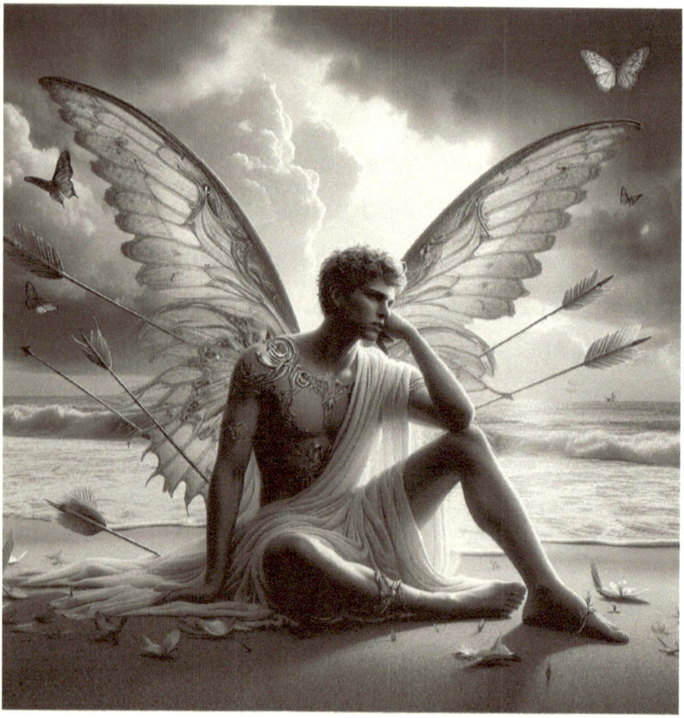

Es el hermano menor, de él, te de debes de cuidar. No creas que, por ser mujer, con el amor puedes indiferente ser. Creerte superior, manipular y jugar, despreciar a quien te ama, haciéndole llorar.

Mentir y engañar, traicionar y abusar. Anteros tiene el poder, para vengar los amores destruidos por un mal proceder. Usa flechas de dolor, que atraviesan el corazón, llegará a tu vida cuando causes desilusión.

No lo tienes que dudar. Él te causará mucha pena y un gran dolor por mucho tiempo sufrirás. Luego con tus arrepentimientos no tendrás redención. Evita que él a tu vida vaya a llegar, si eso pasa, mucho tiempo, tenlo por seguro, vas a llorar.

Sé cauta en el amor. Si amas, sé leal al amor. Si no amas, no finjas pasión. Ya sabes, si amantes quieres tener, eres libre de hacerlo, pero libre debes ser. No le guardarás a nadie lealtad, ni un compromiso con ninguno tendrás.

Tener amantes puede ser solución, pero si no sabes actuar solo tendrás desolación. Debes saber proceder, y cuidar, que Anteros en tu vida no vaya a aparecer.

Con el pasar del tiempo, cuenta no te darás. Comenzarás a extrañar el amor que dejaste mal. Sentirás que te hace falta, lo vas a añorar. Darías todo por regresar. Pero ese corazón para siempre

te olvido. Cuando quieras regresar, solo desprecio encontrarás.

Él siente el dolor, de quien, amando con devoción, es engañado y maltratado, quizá despreciado sin razón. Vendrá en la noche y de su ser borrará la presencia que hizo mal. Una flecha de olvido en el corazón pondrá y una de deseo en el tuyo estará. Como una maldición, añorarás tener, lo que un día dejaste perder.

Se sincera contigo misma, a ti debes serte leal. No mientas, ni engañes, ni abuses del amor. Si no amas, aléjate y busca otra ilusión, deja libre a quien no amas, no lo ates a tus encantos, déjalo marchar.

Si lo haces por capricho o tal vez por interés, tarde que temprano pondrás tu vida al revés. Tal vez con la misma moneda vas a pagar, el daño que hiciste, sin duda te lo harán.

Deimos

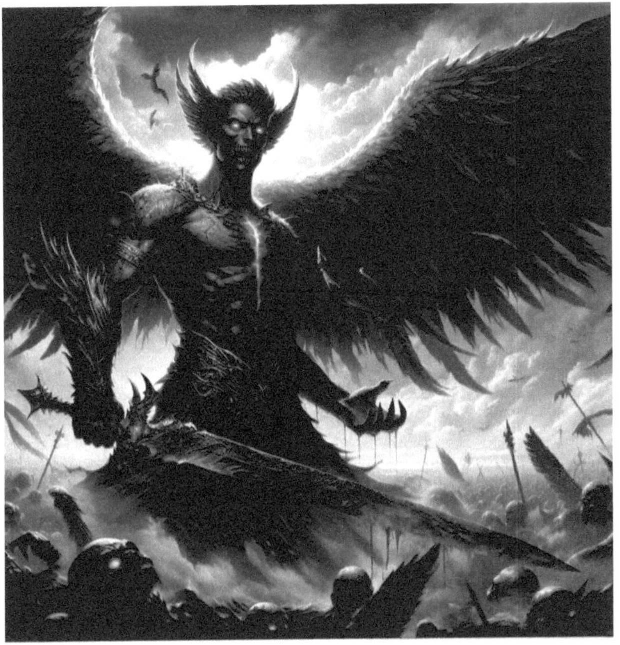

Oh, Deimos, hijo terrible, nacido de la guerra y la pasión, hijo del tormento y la oscuridad. Llegará a tu vida creando terror, evitarlo nunca podrás.

Tiene mil disfraces, con los que te va a atormentar, son los celos y el insomnio que nunca acabará, es el miedo… el miedo a la soledad.

Es la muerte que llega sin avisar. Son los amores

que se marchan para nunca regresar, son las ilusiones que mueren en el momento de nacer, son los hijos que no nacen y no los podrás ver. Creará una guerra entre tu razón y corazón, no sabrás cómo actuar. Solo, tendrás desesperación.

Deimos habita en las penumbras de la mente, es el miedo que te envolverá, lo sentirás cuando te quedes sola, no lo podrás evitar. En la mitad de la noche, como un demonio en tu cama, se sentará, al otro día, solo el caos, tu compañero será.

Sabrás del dolor bien por tus actos o por una traición. Se sacudirán tus entrañas, querrás escapar, pero tenlo por seguro, no existe un lugar, donde el reposo y la paz puedas encontrar.

Deimos, ser extraño, es una legión, de demonios insaciables que causan dolor. Pondrán garfios en tus ojos y carbones calcinantes en tu corazón.

Pero, todo ese dolor, de alguna forma, tu alma ha de purificar, quizá para salvarte de un terrible final. Solo el dios Cronos, dueño del tiempo, será, el que a tu vida traiga paz.

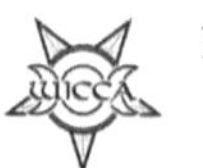 166 

Cuando esto llegue a tu vida, desesperarte, no harás, ten calma en tu alma, todo pasará. Cronos, el dios del tiempo, todas tus heridas, no lo dudes, van a sanar.

Prepara tu espíritu, siempre preparada debes estar, no sabes cuándo en un instante tu vida puede cambiar. Todo se nublará y desearás morir, pero la fuerza de tu vida, no te dejará sucumbir.

Debes el mal enfrentar, mil disfraces, utilizar podrá. Todos, sin duda, mal te causarán. No vayas a dejar vencer, pase lo pase, venga lo que venga, nunca vas a desfallecer.

Quizá no lo sabes, pero un tiempo después, hasta gracias, vas a dar, por lo que te acaba de suceder.

Las Moiras dueñas del destino, el dolor que te van a causar, nunca para destruirte será. Quizá perderás, pero al tiempo, de una terrible desgracia o de un intenso sufrimiento, te has de salvar.

Tienes que saber ¡Hija querida! Que, por ser mujer, en la vida muchos tropiezos vas a tener. No lo tomes como un castigo ¡Óyelo! Bien, es la única forma para sacar tu poder.

Sin embargo, de ti dependerá, si ellos te limitan o te empujan a mejorar. A veces necesitas de vivir una difícil situación, para libertar de tu alma y el poder y el don.

Solo conocerás tu verdadero poder, cuando todo en tu contra pareciera estar. No tengas miedo dentro de ti, está la fuerza que necesitas para seguir.

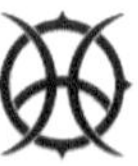

Fobos

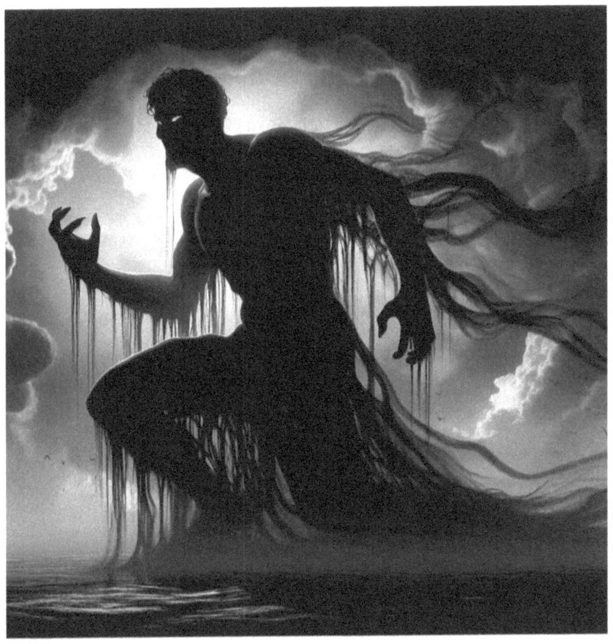

El otro hijo terrible del tormento. Es el miedo, la soledad, el abatimiento. Llegará cuando el amor esté mal, cuando las discusiones y peleas entre los dos no se puedan evitar.

Cuando el mundo en tu contra pareciera estar, nadie te ama, con hipocresía te van a tratar.

Sentirás el miedo por sentir, sentirás miedo por vivir, tendrás miedo de existir. Sentirás que tu

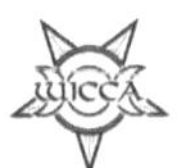 

mundo cambia, sin poderlo evitar. Si fue por tus actos, muy caro, has de pagar.

Si te hicieron daño, la herida es de sanación, pero antes sentirás miedo, del abandono y desolación. Ese miedo, tu alma calcinará, en cenizas quedarán, vivencias y recuerdos y el marchito amor, al final.

Tendrás miedo del mañana, no sabrás qué hacer. Tendrás dudas en tener o no tener. Tendrás miedo de seguir y miedo de terminar. Miedo a todo, no tendrás paz.

Pero, en ello, hay redención, siempre que no sea tú, la que infligió el dolor. De lo contrario, el miedo se anidará en tu corazón. Solo puedes alejarlo cuando haces el sacrificio, para sanar el amor.

Imagina un día soleado, la playa y la suave arena del mar. Sientes en tu piel la brisa que te acaricia con suavidad. Oyes el arrullo de las olas y todo en tu vida en paz estás.

De pronto… en un instante que no puedes asimilar. Apareces en un desierto de soledad, un calor calcinante tu piel quema sin parar. Sientes sed, pero no la puedes calmar, gritas, pero nadie te escuchará. Es cuando sentirás el miedo… que Fobos te traerá…

Cuida tus actos, así lo evitarás, sin embargo… espéralo siempre, siempre llegará.

Fobos tiene algo especial, él te dará señales de lo que va a pasar. Aprende como las abuelas, la magia interpretar, vuélvete bruja, eso, sin duda, ayudarte deberá.

Harmonía

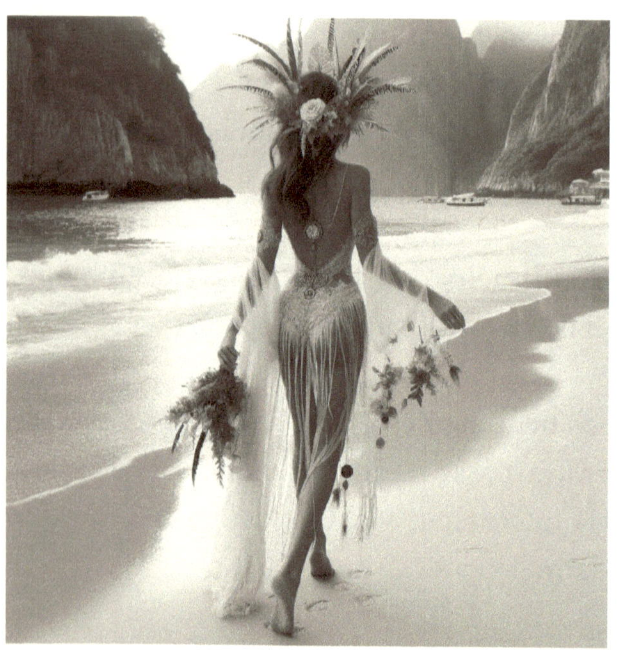

¡Oh! Hija frágil y terrible, la única que puede diferenciar a sus hermanos gemelos Fobos y Deimos. Tú, que llegarás a la vida de todas las mujeres, eres señal de los cambios inciertos.

Traes la tolerancia y el bienestar. Eres la calma y el equilibrio que brinda la tranquilidad.

Eres el corazón tranquilo, la tarde serena donde las estrellas se extasían en su palpitar. Eres el mar

calmado y sereno de los amantes que están en paz.

Aun así, traes contigo el maldito collar. La calma no dura mucho tiempo, antes que la tormenta comience a arribar.

¡Tu mujer! Ten cuidado cuando todo esté en armonía y tranquilidad. Esa es la señal que, a tu vida, los nubarrones vendrán. Recuerda siempre, que el amor, se balancea suavemente entre el orden y caos de la pasión.

La calma siempre antecede la tormenta, la armonía se convierte en el presagio del dolor. Nada llega a estar bien, sin que comience a estar mal.

Es la serenidad donde llega la tentación. La tranquilidad se convierte en rutina, en costumbre, en quietud. Al cabo de un tiempo, algo va a suceder, de alguna forma se ha de romper. Es el collar maldito que dolor traerá, si el amor no sabes manejar.

Mira en tu mundo, que el balance nunca quede

 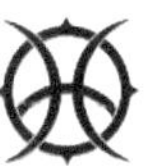

en quietud, sino que suavemente fluya cambiando la intención. Amor y pasión, alejarse para añorar, soledad para extrañarse y amarse un poco más.

No desees nunca del ritmo de la vida escapar. No busques la armonía, sino por una noche, no más. Si tratas de tenerla todo el tiempo, el collar maldito que posee te hará mucho mal.

Mantén el balance, descubre de la luna su poder, nunca está llena. Se esconde a veces para volver a aparecer. Igual que las estaciones que en tu vida tendrás. Otoños tristes y nostálgicos, inviernos de soledad, primaveras de esperanzas y veranos de felicidad.

No busques la armonía, en ella te puedes quedar, luego se convierte en rutina y todo terminará mal. Llena tu vida de momentos, dale espacio al amor, no lo ahogues, déjalo respirar, a veces cuando se extraña, se ama mucho más.

Aprende a lidiar con los cambios, igual que tú cambias con la luna, cuando llega tu menstruo, no eres la misma.

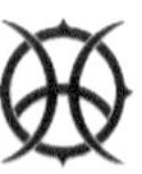

Tendrás días de felicidad, otros de decaimiento y otros que no sabrás. Por eso no puedes pedir armonía si tú en ella no puedes estar. Igual con tu pareja, tu amante, esposo o marido. Ellos también tienen cambios que debes aprender a descubrirlos.

Eso sí, trata con todas tus fuerzas nunca quedarte en ningún extremo, polariza tu mente, vive, disfruta y recuerda por encima de las peores tormentas, encima de ellas brilla el sol.

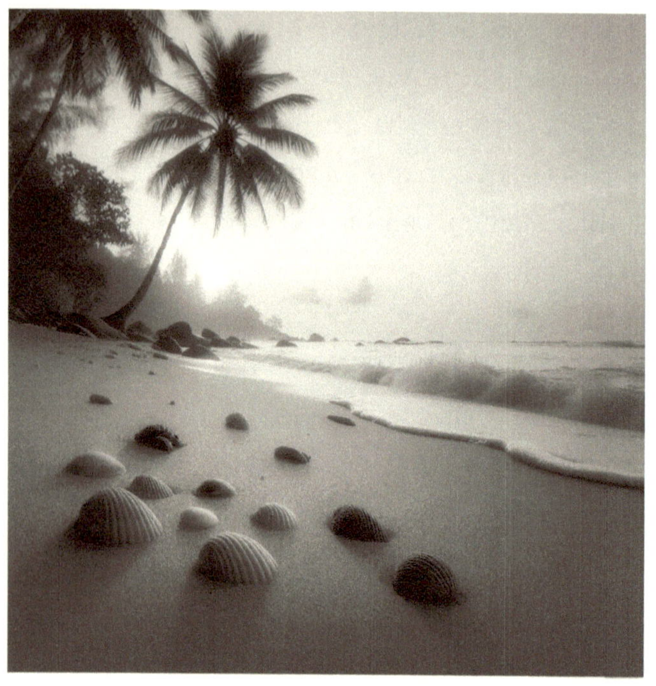

El tiempo que todo lo cura, fue pasando, Afrodita descubrió nuevos placeres, el templo de las heteras crecía, damas de todo el mundo llegaban no solo a aprender.

Los encuentros con Hécate se hicieron más intensos, la magia sexual. Afrodita aprendía, fue descubriendo nuevos placeres. Los amantes venían, se iban y volvían.

Noches de lujuria, placer y perversión, noches de locuras impublicables. Hécate experta en la magia de las brujas, hasta orgías con los fantasmas realizó.

Así, en el Olimpo, otro dios, miraba con envidia y deseo, quería participar de la locura del placer. A Zeus le pidió que le diera el amor de Afrodita… entre los dos, como cómplices tejieron un plan.

Le robaron una sandalia a Afrodita, ella desesperada la buscaba, la quería encontrar, era mágica y preciada. Padre e hijo, conspiraron.

Es así como Hermes, el ladrón, conquisto a Afrodita ayudándole a encontrar la sandalia que él mismo robó.

Hermes, ágil, seductor, ladrón, engañador, el más grande manipulador del Olimpo, embaucador y mentiroso.

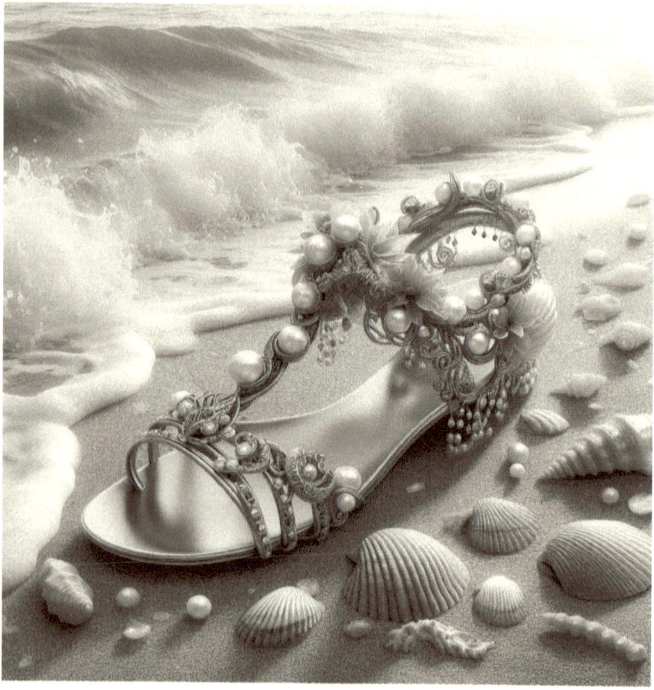

Tanto era su prodigio que con Perséfone fueron los únicos dioses que podían entrar y salir del Hades con vida. Tal era su astucia que hasta negociaba con las almas de los muertos la vida en el más allá.

Y obvio, como aventurero y ladrón, le encantaban las pasiones más allá de lo normal, vigilaba el templo de las Heteras, pero quería más… compartir las pasiones con Hécate y Afrodita y … así fue…

Se vistió normal, como un humano más, tenía que acercarse sin que ella notará que era un dios. Zeus le dijo que así era mejor. Quería conquistarla y más con la varita de los sueños y el destino que Hermes poseía, irónicamente fue Hefesto el primer esposo de Afrodita, el que se la dio.

Recurriendo a sus trampas, logró ganarse la simpatía de Afrodita, la hacía reír. Como ladrón era astuto y ágil con los trucos.

Fue, ganándose la confianza, despacio y sin afán, y le dijo que él encontraría la sandalia. Y una noche, mientras Afrodita disfrutaba las caricias que Hécate le prodigaba. Hermes apareció con la zapatilla.

Las interrumpió, pero ellas, no se inmutaron, lo miraron y lo invitaron a compartir. Así, Hermes se convirtió en otro amante de Afrodita… más apasionado que Ares… más intenso y más amigo…

Como ladrón conocía la discreción y el fuerte

179

sentido de lealtad. Así como tenía la sabiduría celestial. Se hizo aliado de Hécate la señora de los fantasmas, a ella le interesaba el mundo de las almas.

Y Afrodita quería, fuera de la pasión, la sabiduría que él tenía para alejar el dolor. Ser una gran diosa, y poder enseñar a todas las mujeres la fuerza de empoderar.

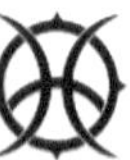

Hermes

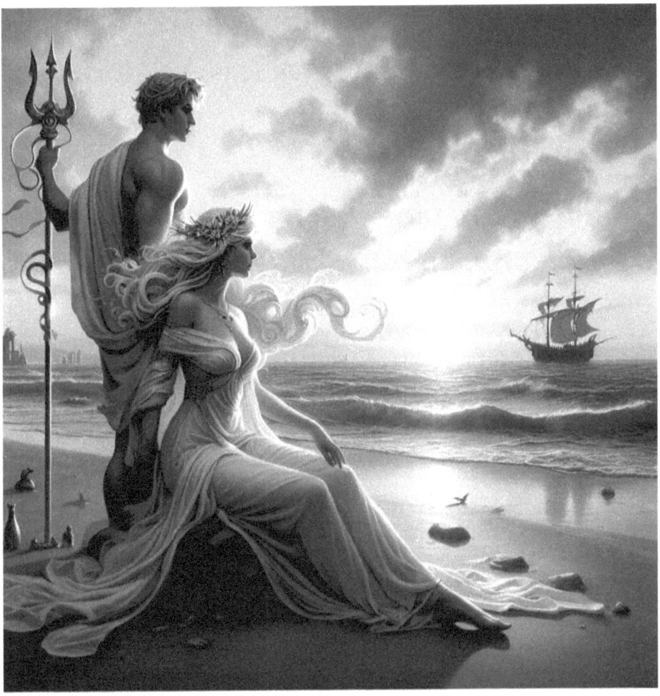

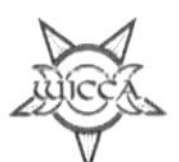

La pareja se unió. La vida tiene lazos invisibles que cambian los destinos sin que se llegue a sospechar, que nuevas ilusiones tejen futuros, que nadie puede imaginar.

No hay amor que, por más dolor, cierre la puerta para siempre a una nueva pasión.

Hermes comenzó a encantar a Afrodita, como

era gran negociante, le dijo que crearán el sacerdocio de las heteras. Así todos podrían ganar. Eso sí, eligió un dormitorio con doncellas que lo atendieran, lejos muy lejos del dormitorio de Afrodita. Él solía decir:

«Después de la pasión, lejos debes descansar, es la única forma, para que ellas te extrañen más»

Y, Hermes, comenzó a iniciar a Afrodita en el mundo de la fina prostitución, y ella lo satisfacía con los placeres. Así fue, con el pasar del tiempo, el ingenioso Hermes creo el mágico templo de las Hieródulas.

Ellas se volvieron brujas, conocían los secretos del cielo, la tierra y el inframundo. Hécate le enseñaba el poder de la magia sagrada, así también nació la magia de las brujas, de las sacerdotisas, de la señora de los muertos y los fantasmas.

Pero Hermes como buen negociante. Con Hécate y el placer de Afrodita, un nuevo producto invento. Un elixir sagrado para mujeres y hombres que querían disfrutar y, a para

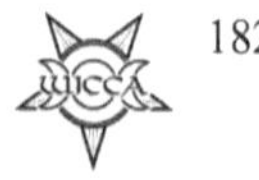

eternizar a Afrodita, su nombre plasmó… las Hieródulas, al afrodisiaco le dieron vida con los secretos del placer, un ungüento, una pócima, una bebida que a todos les hacía bien.

Los historiadores se escandalizaron, cuando el poder de las mujeres, descubrieron. La iglesia puso el grito en el cielo y esto lo tenían que ocultar.

No podían permitir, que las mujeres pensarán o de empoderan, sin sirvientas y esclavas, no podrían sobrevivir.

Quemaron muchos libros, trataron de hacer olvidar, que las Hieródulas eran más que prostitutas y que todo lo podían sanar.

Así fue como la historia, por los hombres, se tergiversó, ellos prefirieron con otros hombres, disfrutar de los placeres y encontrar el amor.

Pero, afortunadamente, no todo se perdió. Ahora nuevamente, la mujer se empodera, renunciando a ese dios, que solo ve en ellas esclavas y sirvientas, seres inservibles como humanas, hechas de la costilla falsa, solo para servir, procrear y morir.

La historia vedada, de la vida de Afrodita y Hermes

Él, como un gran sabio, más por sus artes ilegales, y por ser cómplice de los dioses. La indujo como a crear el santuario. Fue tan escandaloso lo que ocurría en el templo, que los historiadores prefirieron olvidarlo. Y, ante todo, para que las mujeres no se enteren de lo que Hermes les enseñó.

El poder del menstruo es tal, que no se debe conocer, por eso en la biblia se menciona que es inmundo y la mujer también. Aun cuando nacen niñas, inmundas también lo son, y alejadas deben quedarse, esa es su misión. ¡Terrible no!

Hombres y mujeres desfilaban, atendiendo dioses y humanos. Profundas orgías se celebran y el dinero era para los pobres, al tiempo que aprendían magia, la magia sagrada de la vida y de los muertos.

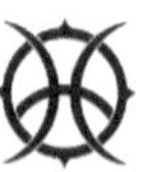

Hécate disfrutaba y enseñaba. Hermes complacía a Afrodita, disfrutaban la compañía de los Hieródulos, con los cuales aprendían a descubrir otros placeres ocultos.

Ella con el dios alado se apasionó, sentía que era su complemento. No la celaba, no le importaba que tuviera amantes, al contrario, compartía con ellos. Era su apoyo incondicional. El amante ideal y perfecto.

Hermes las llevaba cerca de la playa y les enseñaba, así se mezclaba magia y la erótica sabiduría del secreto de los dioses.

Igual con Hécate enseñó, el poder que existe en la mente, y les mostró el arte de la libertad.

Más allá del cuerpo y el placer, todas tienen un espíritu que las hace ser. Dueñas y señoras de su propia creación. Tienen la magia natural y una sabiduría sin igual. Por eso llamadas brujas, las que saben del bien y del mal.

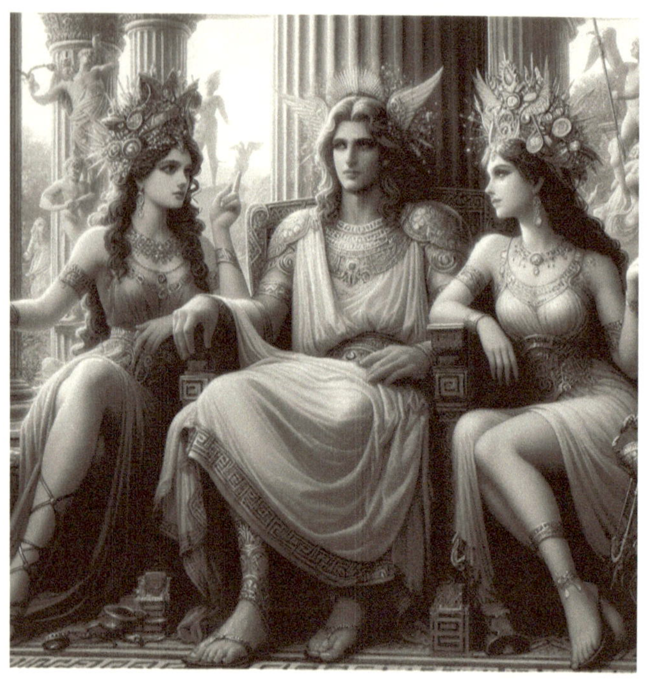

Dijo Hermes del poder

Debes de saber que los dioses le dieron a la mujer, grandes atributos que deben manejar bien. Y le dieron al hombre intensos deseos de poseerlos también.

Así que no hay maldad, si en tu naturaleza está aprovechar esa condición que solo dura en tu juventud y tu vejez desaparecerá. Hay que aprovecharla mientras la puedas tener.

Si el dios o el hombre quiere placer, ¿por qué no pagar si a la mujer le hace bien? Las riquezas del templo son bien habidas con honor y pasión. Felicidad, atención, complacencias, desahogo y diversión, sin que falte el vino que anima el alma, no hay en ello destrucción.

Eso sí, debes tener en cuenta que las heteras y los heteros deben versarse sobre la educación. El conocimiento en todas las artes de la vida, así como en la interpretación de los destinos, eso siempre debe estar presente.

Igual saber interpretar los sueños, hacer aceites, conocer la suerte, saber y hacer negocios, todo eso da poder.

Si un amante llega a buscarte, no solo sexo quiere encontrar, sino también busca su alma desahogar.

Cuando el vino alegra el alma, él, sus secretos te ha de contar, si los sabes usar sin causar mal, más abundancia tendrás.

Y él, sin duda, feliz quedará, deseando regresar. Así vas a conocer, políticos, navieros, negociantes y comerciantes, sabrás de mercancías, amores y amantes, sabrás las vidas y, las puedes aprovechar.

Todo eso en las sacerdotisas y sacerdotes, debes enseñar.

El poder no es solo lo desearlo, es conquistarlo por medio del estudio, la práctica, la maña, la manipulación, el engaño y el timo sin causar ningún mal. Así como te conquisté, robé tu sandalia y te ofrecí encontrarla para poderte tener.

Así igual debe hacer quien disfruta del placer como el negocio sagrado creado por los dioses. Pero que los humanos no pueden entender.

Ahorra, invierte y vuelve a ahorrar. Y con lo que ganes lo inviertes una vez más. Ten ahorros, siempre en el lecho. Podrás encontrar un comerciante que te ofrezca una ganancia ocasional. Una mercancía que otro que ya

conoces, tal vez quiera comprar.

No solo de sexo, los heteros vivirán, conocerán, leyes, comercio, negocios, contactos, por todo han de cobrar.

Además, deben de saber, que el placer sexual, tiene variantes que a todos les van a encantar, eso te va a permitir la diversidad. A unos les gustan solos, a otros con otros más. Pero todos quieren participar.

Por eso debes entrenarlos bien, en las artes sexuales, todos deben de saber. Que caricias son las mejores, cuáles producen más sensaciones y cuáles enloquecen y producen dependencia que los hace enviciar.

Recuerda que debes tener un lugar especial, para las damas de la alta sociedad. Ellas son las que más necesitan de caricias y placer.

Esposas de ricos y comerciantes, políticos y navegantes, siempre solas suelen estar. Se mueren de deseos y con darse placer no les bastará.

Ellas pagan muy bien, desean heteros y heteras que las hagan vibrar. Pero no pueden dejarse ver, por eso debes tenerles un lugar oculto y especial, una casa no llamativa. Con recámaras decoradas te servirá.

Cuando tengas todo el poder, a tus sacerdotisas y sacerdotes, trátalos bien, dales más de lo que piden, comparte y disfruta con ellos. Así como lo hacemos los tres en nuestras noches de placer.

No dejes de tener, todo lo que los visitantes necesiten, ofrece sexo y todo lo demás. El afrodisiaco no puede faltar. Recuerda el poder es aprovechar la oportunidad. Cuando robé el ganado, no fue solo eso, aproveché y hasta las doncellas me llevé.

Escala las grandes esferas de la sociedad. Conoce a los que mandan, no sabes cuánto puedes influenciar, ocuparás altos cargos, te vendrán a buscar y si conoces sus secretos, grandes aliados serán.

Nunca dejes que el poder te vaya a dominar, contrólalo, presumir, no lo harás, siempre maneja en tu vida con cautela y sagacidad, no cuentes lo que haces, menos lo que harás, no confíes en nadie, no sabes cuándo te pueden traicionar.

De la mujer y esposo

Tomando las manos de Hécate y Afrodita, le dijo: Mucha se van a escandalizar, cuando conozcan esta verdad.

Pero, si miras bien, es en el hogar lo que toda esposa debe saber. Ser amante de su esposo, de todo conocer, atreverse e insinuarse cuando quiere tener.

Saber de los negocios, vestirse bien, conocer los secretos de amigos y familias, eso les da poder. Ayudar el dinero, administrar y ganarse su sustento que al hombre pude ayudar.

La mujer virtuosa, una hieródula será. Si las artes sexuales conocen bien, sin duda su marido a otra no buscará.

Todo hogar es igual que el templo celestial. Si lo miras bien y la mujer libre es. La felicidad siempre ha de estar.

Pero, tristemente, no ocurrirá, a la mujer se le quiere someter, que no piense ni sienta, ni su sustento pueda tener. Así siempre del hombre será una esclava y sirvienta que no puede disfrutar.

Por eso esto tratarán de tapar. La mujer no se puede empoderar. Ella del hombre debe ser propiedad. Es lo que la iglesia les impuso y solo pueden obedecer que el hombre las domine y las someta también.

No hay diferencia en el templo y el hogar, la mujer tiene el poder de todo dominar. Solo es cuestión que ella… se atreva a intentar.

De la discreción

Vive en la penumbra, usa un disfraz, se una dama de día y una hetera en la oscuridad. Disfruta de tus amantes, sean hombre o mujer, cuídate de

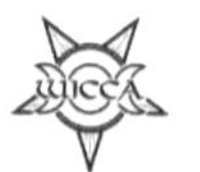 

embarazos, hijos, no vas a tener. Pero si los quieres, alejarte de tu mundo, debes hacer.

Algo que aprendí en el Olimpo para ser un buen ladrón, fue conocer los secretos de los dioses, aun los de mi padre Zeus, sin que ellos conocieran los míos.

Te aclaro no es chantaje, es negocio, siempre que conozcas secretos, es un negocio perpetuo que puedes tener. Pero, si dejas conocer los tuyos, eres tú la que vas a perder.

Hécate te va a enseñar los rituales que debes realizar, la magia que las heteras deben conocer, para preparar los filtros de atracción. Así como tu cinturón te da ese poder, las heteras con sus fluidos también los pueden hacer.

 Domina con suavidad, despacio y sin afán. Hazte la difícil, eso crea ansiedad, enséñales a los heteros a no entregarse tan pronto, que primero lleven la pasión hasta casi la locura de la desesperación.

Si das tu cuerpo en media hora, nada de

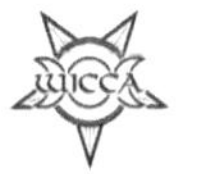 193 

recompensa tendrás. Si lo entregas en un día tres migajas tendrás. Si esperas una semana una joya llegará. Si esperas una luna, por mucho tiempo, tesoros tendrás. Así que debes aprender a manipular. Da de apoco y tendrás más.

Si te encuentras un amante, fuera del templo, no lo harás quedar mal, pasa desapercibida, espectáculos no harás. Recuerda que, por ser hetera, más dama deberás ser. Delicada y educada, serena en el hablar, guarda tu compostura en todo lugar.

Sé elegante sin presumir, no uses joyas o lujos que te hagan sobresalir. Cuanto más discreta puedas ser, más poder puedes imponer.

Entrena a las sacerdotisas, enséñales educación y los sacerdotes enséñales discreción, que ellos no muestren sus dotes, ni presuman su posición. Es mejor que parezcan lacayos cuando fuera del templo estén. Recuerda que las damas y grandes señoras los pueden reconocer.

Aprende a decir no. Unos y otras vendrán con doble intención, debes ser cauta, no a todos

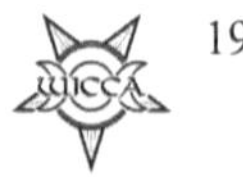 194 

puedes darles pasión. Es mejor conocer primero, el vino te puede ayudar, a saber, que traen en su corazón.

Ten un semillero de aprendices es lo mejor. Amigas, conocidas, amigos y conocidos que al templo quieran entrar. Nos los obligues, pero les puedes enseñar.

La mujer casada, con esposo o marido, nada de esto puede hacer. Igual la comprometida, amantes no puede tener. Nunca engañarás a aquel con quien has elegido compartir.

Por él y por ti, tu reputación has de cuidar. Si a un hombre te debes, mientras con él estés, tu libertad no tendrás.

Afortunadas las que tienen a su lado un hombre especial, que las trata bien y no las hace llorar. Esa mujer no necesita de buscar, fuera de su hogar, lo que dentro puede encontrar.

Toda mujer que se aventure en el poder, si sueña con empoderase, debe de saber, que pocos hombres eso permitirán. Si quieren estudiar para qué eso van a necesitar, si quieren trabajar, él les puede dar.

Si desean progresar y un arte sobresalir, el hombre, en lo posible, se lo ha de prohibir. Pondrá primero el hogar, los hijos, el aseo y el servicio, y si puede ser, el remplazo de la madre que desde niño lo atendía y la esposa, lo mismo debe hacer.

Pero no se tiene que separar. Si se quiere empoderar, debe comenzar por estudiar. La mujer ignorante siempre sometida será. Cuando aprenda un arte, comience despacio a trabajar. Quizá le toque exigirse, pero al final todo lo que desee, sin duda, lo logrará.

Así, Hermes, les enseñaba lo que sabía. El templo crecía igual que la pasión. Las noches se seguían en orgías de placeres y profunda satisfacción.

Tanta fue la tentación que Hermes, a los dioses, los convenció, que vinieran al templo en alguna ocasión. Los dioses del Olimpo descendieron. Poseidón era un amante apasionado y Afrodita dos hijos le dio. Dionisio vivía en el templo

donde pasaba todos los inviernos y con él tuvo dos hijos más.

Según las viejas leyendas, algunos dioses cambiaban de forma y usaban disfraz. Hermes y Zeus, en el pasado, lo solían hacer.

No se puede descartar que Zeus también al templo fue a visitar. Algo extraño paso en la historia de Grecia, muchos, secretos se perdieron y quizá así fue mejor, pero Afrodita con la complicidad de Hermes hasta con Adonis disfruto.

Del acoso

Debes en cuenta tener que por ser mujer. Los hombres te consideran un objeto sexual. Harán lo que a su alcance esté para poderte convencer, y después que te usen, te han de despreciar.

Por doquier te acosarán de forma sexual y si te niegas, te acosarán como mujer. Te va a tratar mal y harán lo posible por tu vida amargar.

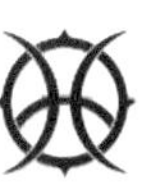

Hablarán mal de ti, comentarios turbios y mentiras dirán. Te compararán con otras mujeres para hacerte sentir mal.

No importa la labor que ejecutes, siempre habrá algunos, que de ti murmuran. Si te acuestas con ellos, el chantaje vendrá. Cuando niegues el placer, tenlo por seguro, que terminarás mal.

Al acosador no le hagas caso ni te dejes dominar, es cuando tu dignidad debes aumentar. Haz público tu acoso, hazte valer, no importa lo que pase, tú te haces valer.

Nada tiene que prohibirte que luzcas siempre bien, derecho tienes a lucir tu belleza, tus trajes y color, el hombre tiene que respetar tu presencia sin someterte a su pasión.

Nunca te dejes acosar, ni de forma sexual, ni como mujer. Para que eso no pase, al empoderarte ellos te han de temer.

Busca aliadas en tu trabajo, crea un grupo de protección, lo mismo que a ti te pasa, otras también lo deben sentir.

Cuando tres mujeres se unen, dice Hécate la bruja, mil más corriendo vendrán. El bastardo que te acosa, cuando se descubre su intención. No es más que un cobarde que nunca te enfrentará.

Recuerda que el respeto no se impone, es algo que ganarás. Pero si cuida tus actos no te pongas a insinuar por tener un beneficio, el hombre mal lo puede interpretar.
Si tú abres esa puerta, después no te vayas a quejar. Lo que quieras conseguir, otros métodos puedes usar, recurre a la magia, no a la sensualidad.

Cuando trabajes con hombres, sé discreta en tu actuar, no finjas sentimientos, no des pie para que ellos se vayan a acercar.

Piensa siempre que todo hombre, en su mente, estará el deseo de constante, de quererte probar. Ten cuidado con eso, no vayas a terminar mal.

No te dé miedo confrontarlo, hazlo con dignidad, no lo hagas delante de nadie, busca el momento ideal, a solas le indicas que contigo, eso no lo conseguirá.

Quizá te ganes un enemigo, pero lo podrás lidiar, siempre busca otras mujeres que les pase igual, no lo dudes un instante, ustedes serán más.

Del machismo

Eso, desde casa, tendrás que soportar, y será hasta donde quieras, si no te empoderas, el machismo te dominará.

Es un adoctrinamiento, culpa de un dios, que es considerado macho y enseñó, que la mujer es una sirvienta y al hombre merece sumisión.

Él manda y ordena, él es amo y señor, él tiene el derecho hasta de tomar tu vida, eso dice dios.

Mutilarte, apedrearte, despreciarte delante de la sociedad. Humillarte cada día y no puedes reclamar. Si al matrimonio no llegas virgen de tu casa, te han de sacar y tu marido con los vecinos, dios, manda que te deben matar.

Es la hora de levantarte, tú vales igual. No tienes que someterte, no tienes que aguantar. Tú tienes el poder y la fuerza, para por tu vida luchar.

Aprende a reconocer, la diferencia que debe haber entre el respeto que quieres y el respeto que das. Pero no dejes que ese respeto se transforme en imposición, nadie puede de ti, exigirte sumisión, nadie, ni tus padres, ni hermanos, ni primos cercanos, ningún hombre sobre ti tendrá poder.

Ni jefes ni amigos, tampoco tus amigas, ni dios ni demonio, te puede obediencia exigir.

Cuando inicies una relación, mira bien con quien te vas a involucrar, no sea que ese hombre en tu verdugo se convertirá.

Ten siempre un tiempo para conocer, no te apresures en el tener, mira con cuidado, sus ademanes y acciones, que tan responsable es.
No importa si te dejan, es mejor así. El hombre que solo quiere sexo, igual te va a hacer sufrir.

El machismo aún existe, pero tú lo puedes

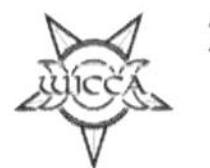 

evitar, empodérate de tu vida y ocupa siempre tu lugar.

Con violencia nada vas a lograr, pero aprender a defenderte deberás. No sabes cuándo tu vida debes salvar.

Del hombre que un día te pegue o te trate mal, sin sentimientos ni remordimientos, de él te debes alejar, si hoy te pega mañana te puede matar.

No tengas miedo, si te quieren exigir o por tus hijos te humillan y te obligan a continuar. No aceptes nuca el chantaje si lo haces siempre vas a sufrir.

Si el hombre quiere los hijos no lo dudes, deja que él los intente criar. No pasará mucho tiempo antes que te los vuelva a dar.

No todos los hombres son machistas o patriarcales que te quieren dominar. El mundo ha cambiado y hay muchos que por tus ideales junto a ti han de luchar.

Por esto toma un tiempo antes de iniciar una relación, prueba, conoce, comparte, descubre su corazón.

De la prostitución

Este tema debes conocer, malinterpretado, por el machismo, los dogmas y, creencias, que minimizan de la mujer su poder.

La creación tiene como base el sexo, que puede ser sin amor ni pasión. Todos nacen después de una ovulación.

Así, todas las mujeres y hombres son sexuales por naturaleza. Es la magia de la creación y el sostenimiento de la vida, sin sexo, el mundo se acabaría.

No debes confundir heteras con prostitutas de ocasión, son diferentes, en actitud, interés y educación.

La mujer incapaz con toda liviandad, que piensa que con sexo todo puede lograr. Vende su cuerpo y dignidad, por migajas de pan. Esa mujer no es hetera, y terminará siempre mal.

La prostitución es el comercio de los cuerpos. Como baratija se ofrecen al mejor postor o en ocasiones, por centavos, venden su pudor.

Son pobres mujeres, donde falta la razón, se consideran menos que todas cayendo en la desilusión. En las noches cobran por un rato, para que el hombre satisfaga su necesidad.

¿Qué tiene eso de empoderamiento? Solo es suciedad, un baño público, donde el hombre, va a orinar, derramando su semen, nada más.

Pero, qué triste es la vida de la mujer. Es el hombre que, por el afán, solicitan de su desdén. Las inducen al placer, y después esperan, que se porten bien.

El hombre en su machismo que paga por placer y luego reclama, por tratarlo bien. ¿Qué misera paga se puede dar, por el alma destruida donde no queda dignidad?

La prostituta de ocasión, si supiera usar ese don. Si estudia, trabaja, se capacita, crece y se empodera. En una hetera se convierte, todo lo que quiera lo conseguirá. Y el sexo, que es un poder celestial, sin duda la va a ayudar.

El sexo no es malo, no se puede condenar, la esposa más recatada, termina igual. Para su marido será una prostituta en la cama y nada más.

El sexo placentero y lujurioso, ellas y ellos, siempre lo va a desear, es un instinto poderoso, que no se puede evitar.

Pero existen los moralistas, que condenan la mujer, cuando son ellos los que pagan, en busca del placer.

Una prostituta puede ser dama, educada y recatada, que su don sabe usar. No se ofrece ni se regala, no con todos está. Es calmada y serena, solo se entrega cuando algo que valga la pena, le han de dar.

No es una paga, ella no necesita del dinero, que el placer le puede aportar. Una verdadera hetera,

lujuriosa y placentera, va, por mucho más.

Ella, domina con sus encantos, tierna y suave, sabe actuar. No es prostituta de ocasión, al contrario, ella decide cuando y como se ha de entregar.

Parezca o no, todas las mujeres tienen, en su interior, una prostituta amante de la pasión. Y parezca o no, todos los hombres quieren la cama que su mujer sea prostituta y le dé felicidad.

Si esto no sucede, ella o él, afuera, van a buscar.

Sin duda, muchos van a juzgar mujeres y hombres por igual, pero, no ha de pasar mucho tiempo, antes que el deseo vuelva a despertar.

La hetera sabe bien, que es lo que quiere hacer, cuál es su condición y como deberá actuar. La prostituta de ocasión necesita conseguir con que comprar un pan. El hombre para las siempre va a buscar la ocasión de pagar ofreciendo lo que pueda dar, para poderse desahogar. Cuanto más difícil la mujer, prostituta o hetera, más va a obtener.

Cuanto más deseo tenga el hombre y quiera poseer, más siempre va a ofrecer. Dependerá de la libertad de cada cual, que ofrece y que recibe, que entrega y que obtendrá.

Pero como quiera que sea, ni a una prostituta, ni a una hetera, nadie tiene el derecho de juzgar. Al final todos buscan lo mismo, ellos quieren tener y ellas quieren dar. El uno ofrece, la otra recibirá.

No importa como sea, contra la naturaleza no se puede luchar. El placer es placer y todos los perseguirán hasta los dioses en el cielo, a las diosas reinos ofrecerán, por tener sus caricias por una noche, no más.

El hombre más aplomado, la mujer más decente y virtuosa. En el placer sagrado el hombre querrá más y la mujer lo complacerá.

Las heteras y prostitutas en el fondo poseen el placer celestial, como lo usen de ellas, dependerá.

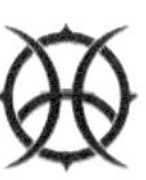

Dice gea

El alma se puede escandalizar, pero es la libertad. Ese poder perpetuo de la vida aprovechar. Los dioses son eternos, nunca envejecerán. Pero, para los mortales, la juventud pronto se irá.

Disfrutar de la vida, es un don que no tiene limitación. No deben existir mujeres esclavas que envejecen en la desilusión. Condenadas a serviles, sin ganancia ni educación. Sometidas a trabajos donde solo, reciben humillación.

Los dioses otorgaron a las mujeres la atracción, a los hombres el deseo, para beneficiarlos a los dos. No obstante, los celos, condenaron a las mujeres robándoles su don. Todas tienen en su cintura, el cinturón de Afrodita que despierta la pasión.

Cada una mira, si usarlo deberá. O quizá en su alma quiera una hetera liberar. No hay maldad en ello, ¡cómo podría estar! Si el placer fue otorgado por los dioses, es del mundo celestial.

Pueden que te condenen, si cuentas tus secretos. Por eso en la oscuridad siempre debes actuar. No importa si el día es

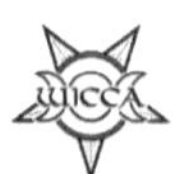 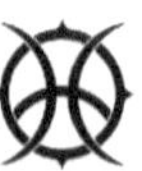

soleado, nadie lo sabrá que disfrutas de tu vida, como la quieras disfrutar.

Empoderarte, debes, someterte jamás. Tienes el don y los poderes, apréndelos a manejar. Mira a tu alrededor cuántas mujeres viven en la infelicidad.

Cuántas otras tienen un buen hombre no lo saben amar. Qué bendición puede ser mayor, que la mujer que encuentra un hombre cómplice de su devoción. Un amante sin prejuicios, que le brinda amor. Sin quitarle las alas con ella ha de volar.

Algo más debes de saber. Afrodita tuvo más hijos, ellos tienen para ti, una nueva lección debes aprenderla y comprender que en la vida no existe ninguna limitación.

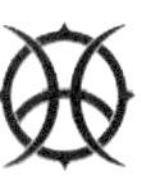

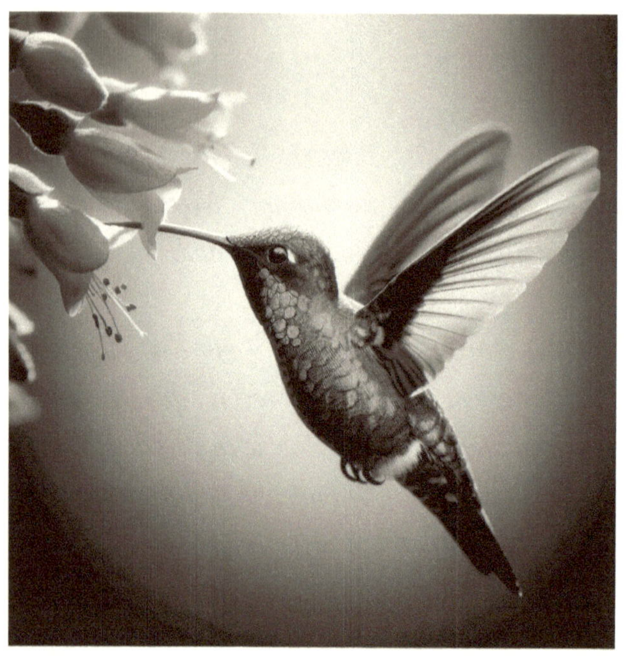

Recuerda siempre es tu libertad. De tu piel a tu interior, todo lo puedes realizar. Pero, si dañas a otro, las consecuencias de tus actos, las deberás asumir, con el castigo que, sin duda, ha de venir.

Con Hermes la relación ha ido hasta la eternidad, ellos tuvieron un hijo con una extraña cualidad. Quizá las noches de lujuria, donde todo podían disfrutar, las Moiras sagradas, un hijo les dio para recordar.

Hermafrodito

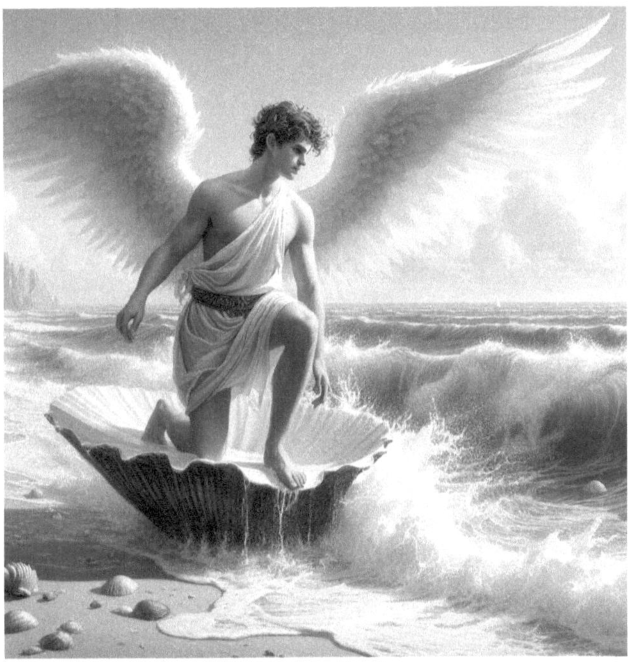

He ahí… el poder sagrado de la naturaleza oculto en todos los seres. El hijo del amor libre y las pasiones. Hijo de Afrodita y Hermes.

Él posee dos cuerpos en uno solo, todos igual lo tienen. Mujer y hombre escondidos en el mundo del amor y los placeres.

No debes escandalizarte, en la vida lo vas a encontrar, en una mirada, en un roce, en unos labios que ansían besar.

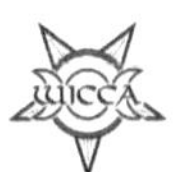 211 

En el Olimpo, todos los dioses y diosas lo conocen bien. Los mortales lo negaron, por miedo a saber, que dentro de sus cuerpos el andrógino está también.

No tengas pena ni condenes, cuando lo llegues a conocer. Él no existe por capricho ¡Óyelo bien! Así se crearon todos los mortales, para que disfruten del placer de los dioses, si represiones ni condenas, sino para el disfrute y el goce de la plena libertad.

De vez en cuando, sin quererlo te transformarás, sentirás que dentro de ti un hombre, a veces te poseerá. Igual que les pasa ellos, también lo sentirán, que de vez en cuando dentro una mujer emergerá.

Todos los mortales tienen la mitad de las doncellas y diosas encantadas y dioses con un poder celestial. Eres libre de sentir, eres libre de desear, eres libre también si quieres rechazar.

Pero, en tu libertad, no puedes juzgar, a quienes lo descubren y lo llegan a disfrutar. Menos los

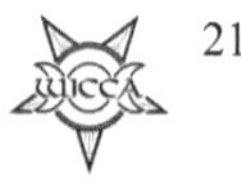 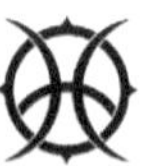

puedes condenar si en tu interior también lo tienes y, no te lo puedes quitar.

Si comprendes esto, el mundo de otra forma vas a contemplar. Serás cómplice y celestina de quienes lo quieren despertar.

Yo, he creado el universo, donde existe la dualidad, el día y la noche, el verano y el invierno, la compañía y la soledad.

He fundido en cada cuerpo una mujer y un hombre, qué dormidos están, si los despiertas vive con ellos, disfruta en silencio tu intimidad.

Mira, más lejos, otro de los hijos de Afrodita con el dios Dionisio, debes conocerlo bien, ya que sin duda siempre en tu vida lo has de tener…

Entre los amantes, uno en especial, Dionisio, el dios del vino y de la fertilidad. Es el dios de las noches sagradas donde el placer se libera, en el éxtasis, la locura y la felicidad. El dios de los artistas, donde en el teatro de la vida, juegan a ser uno para luego ser otro.

En la conquista del amor, las caretas tienen su función en el drama que se viva, para conquistar el corazón. Siempre al lado vas a tener una copa de vino y diversión, eso… tenlo por seguro elevará tu corazón.

Será un bálsamo en tu vida, un momento para olvidar, el otro drama que vives, cuando sola debes estar. Diviértete y disfruta, sal a pasear, date gusto en tus comidas y tus prendas mucho más. Usa joyas, luce hermosa, no te encierres en el dolor. Dionisio, si lo invocas, aliviará tu corazón.

Príapo

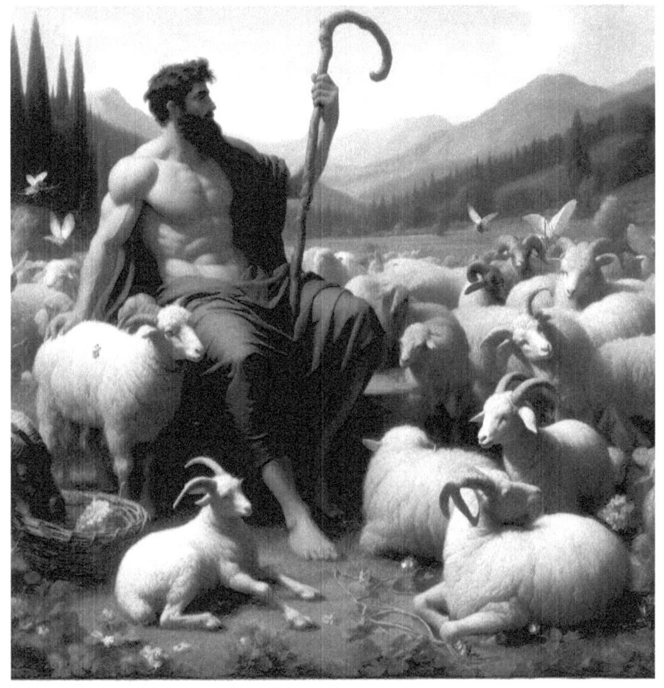

No podía ser diferente, el hijo del dios de la fertilidad. En la vida, es el poder que tiene el hombre de luchar por cuidar y traer el pan.

Es el dios sagrado, que cuida de la tierra y da la fertilidad. Se dotó con un gran miembro que mantiene erecto como símbolo de la creación.

Es la erección que perpetúa, que está en la mente de los hombres y no pueden controlar. El deseo

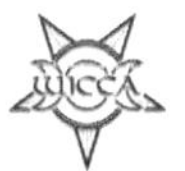 

profundo y divino de procrear, se libera cuando los ojos se clavan, en el cinturón de Afrodita que todas las mujeres tienen al caminar.

Príapo está en todos los hombres, es el deseo de las mujeres que lo quieren encontrar. Los dioses sagrados lo crearon no solo para engendrar. Le dieron el poder para que todas las mujeres que lo encuentren sin duda el placer más intenso serán.

Debes lidiar con ellos, no podrás escapar. Por eso aprende de Afrodita, tus encantos a utilizar. Te puede dar la gloria, inundarte de tesoros, llevarte en las alas de los sueños a los placeres más profundos, si lo sabes dominar.

Pero ten cuidado, también te puede causar un gran mal. Si te dejas dominar, lentamente él te someterá, se convertirá en tu dueño, no te dejará en paz.

Limitará tu vida, de hijos te llenará. Cortará tus alas y vieja y destruida, sola morirás. Es perverso y destructivo si desde el inicio no lo sometes a tu mandato, y enseñas a controlar.

Si aprendes a entrenarlo, rápido lo domesticarás, será para ti un soporte y tenlo por seguro, nada te faltará. Eso sí, ten cuidado, te puedes apasionar, y si disfrutas de él demasiado, muchos más te van a buscar.

En la tierra fértil que hace el llamado, muchos quieren ir a sembrar. Si tienes el don y los puedes usar, no te comprometas con ninguno y a todos los conservarás.

Para que lo puedas lograr, cuidarte, deberás, mantente, sana y hermosa, no te dejes descuidar. Estudia y aprende, de los artes, debes de saber, de la belleza, conoce para que te veas bien.

Cuidad de tu cuerpo, la juventud se va, pero si lo mantienes vigoroso, muchos años de disfrute tendrás.

Aprende el arte de amar, llévalo con calma al final. Que no sea pronto, ni tarde demasiado, reconoce despacio cuál es momento ideal.

Si lo descubres y sin duda así será. Se enviciará de tu piel y ahí siempre estará.

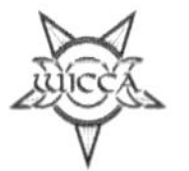 

Recuerda, no grites, no peles, no hagas escenas ni reclamos sin valor. Se una hetera calmada, así te será mejor. No confundas el placer y la ensoñación, con un desesperante amor. Muchas se dejan llevar por la pasión y en un corto tiempo se dan cuenta del error.

Es prudente que antes de un compromiso tener. Conoce otros hombres y mira bien. Así sabrás en tu corazón si te mueve la pasión o si sientes verdadero amor.

Nunca se te ocurra cuando des tu aprobación, engañar o traicionar, te causarás un gran dolor. Si quieres ser libre, libre debes ser, abre primero tus alas y sola volarás. Cuando nadie pueda reclamarte, disfruta como quieras del placer.

Recuerda, no son trofeos, los que vas a acumular, son momentos que en la vida te pueden dar. Cuando duermas, al otro día, al despertar de nuevo virgen, volverás a estar.

Cuando el dios se haya levantado, no trates de dañarlo dejándolo mal, eso no se hace, te van a

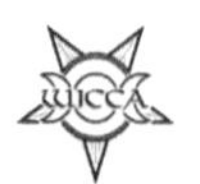 218 

odiar. Tampoco es un castigo negarle el placer, si eso haces pronto lo vas a perder.

Por antes de un compromiso, segura debes estar, que puedes soportar lo que el futuro traerá. De nada vale, tener para luego perder. De nada vale sembrar si después todo se va a dañar.

Si en tu vida las cosas están mal, es la hora donde te debes empoderar. Busca una solución y actúa con tu razón.

Afrodita, la diosa sagrada del Olimpo por dioses y diosas amada. Otro hijo tuvo, de gran belleza y poder. Deseado por todos los hombres y conservado por todas las mujeres.

En los textos perdidos del ayer, su presencia se disfrazó. Los hombres lo consideraban símbolo de perdición. Y a las mujeres, se lo impusieron como una terrible condición.

De todos los dioses del Olimpo es que más condenas de los mortales recibió, considerado miserable, otros como un presagio y ocultaron la verdad.

Es el dios mágico del erotismo y del amor, hijo del dios Dionisio y Afrodita. El placer, el secreto, el arte, el disfrute, el vino y la candidez.

Es el dios de las doncellas y también de las plebeyas que abre la puerta al erotismo y la sensualidad. Por eso los mortales lo trataron de ocultar. Lo convirtieron en dios de terribles presagios.

Taparon la realidad y en todas las bodas lo comenzaron a invitar. Decían que si no estaba la suerte llegaba y la boda terminaría muy mal.
Y, probablemente con razón, es el dios de la virginidad. Pero no como marca o seña, si no es el despertar, de los deseos y placeres que todas las mujeres tienen derecho a disfrutar.

Himeneo

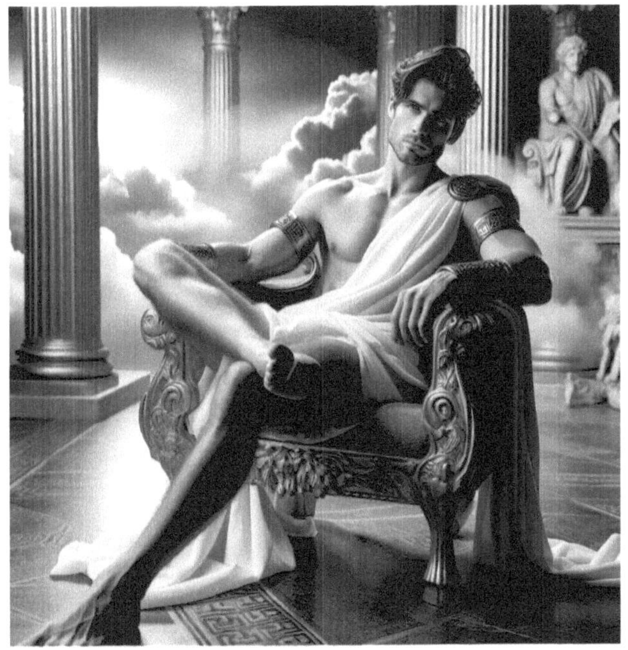

Un hermoso hijo de Afrodita, protector de los deseos, amante de los placeres, la lujuria, el éxtasis y la felicidad.

Dueño de las vírgenes, guardián sagrado de las puertas de la fertilidad.

Añorado por los hombres y condenado también. Es el himen de las mujeres que abre la puerta al placer. En la vida de los mortales una mala costumbre comenzó.

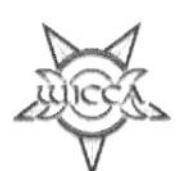

La mujer, cuyo himen ya se había elevado, era condenada como misera traidora que había mancillado apellidos y familias y condenada debía quedar.

La adoración del himen en la himenolatría, en tragedia para las mujeres, se convirtió. Les impusieron vírgenes, las obligaron a la castidad, considerando la pérdida del himen como una falta muy grave contra el mundo y la sociedad.

Muchas mujeres fueron sacrificadas por no estar vírgenes al momento de ir al altar. El hombre, en su ego alterado, le importa más un sangrado que la mujer como tal.

Se jacta de ser el primero, sin saber que las pasiones, sin perder el himen, también se puede disfrutar. Pero, necesita confirmar que en ese templo sagrado es el primero en entrar.

Un pobre concepto, que a la mujer ha sometido a la desdicha e infelicidad. No es más o menos mujer la que tiene o no tiene himen cuando lo que vale de ella no es la virginidad.

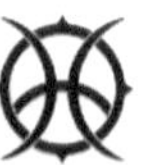

Himeneo es el dios del placer, su padre un apasionado, con Afrodita descubrió el profundo placer de desear.

Engendraron ese hijo, no para condenar, sino para que la mujer comprendiera que podía abrir las puertas y disfrutar.

El machismo disfrazado, llevo al dios, a otro lado, de una desdichada realidad. Invitado a todas, el triste y acongojado allí debe estar. Mirando desolado, como hombre solo le importa un himen taladrar.

Y cómo la mujer piensa que tan solo eso es lo único que le puede importar. Lo demás es ignorado, luego del acto ejecutado la mujer para ese hombre tan solo un objeto usado así la considerará.

El mundo está lleno de historias de mujeres que en boda fueron entregadas únicamente por el himen nada más. Luego la tragedia de vivir atadas en un hogar manchado de infelicidad. Aún viven en silencio, cargando la pena de su dolor, con un hombre que nunca vio su verdadero valor.

Dice Hécate

Tu menstruo es la vida, tus fluidos, la esencia de la atracción, la magia está en tu mente, la intención en tu corazón.

Son los secretos que mágicos que debes comprender. Todas las mujeres lo poseen, pocas los llegan a ver.

En el mundo de la magia, las mujeres y la naturaleza están entrelazadas, el influjo, lunar, las estaciones, las flores, la lluvia. Forman parte del contenido mágico de la mujer.

RITUALES DE HÉCATE

Si bien, el empoderamiento es un cambio de actitud, en la antigua Grecia las mujeres usaban viejos rituales con sus fluidos naturales para aumentar su poder.

Bajo las fases de luna y, de acuerdo con las estaciones, junto con su ciclo menstrual, las mujeres muchos rituales pueden realizar.

En el libro (El Poder de la Menstruación) lo comprenderás mejor.

Estos son algunos, que en el templo de Afrodita se solían utilizar. Según cuenta la historia de la diosa Hécate madre de las brujas y señora de los fantasmas.

El néctar de Afrodita

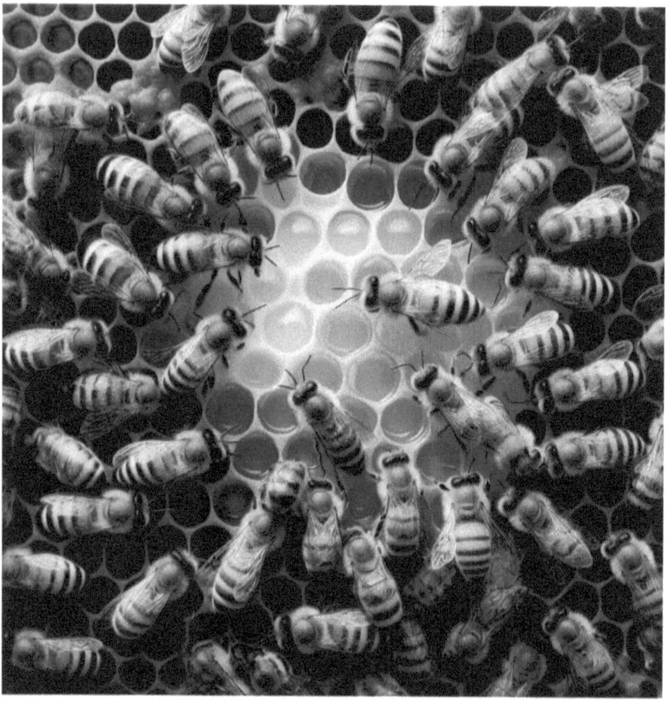

Es la eyaculación femenina, que, mezclada con jalea real o miel blanca y aplicada sobre la piel, durante la noche luna llena, a la mujer le dará un atractivo especial, así como gran luminosidad.

Al tiempo que, irradia una atracción mágica y misteriosa.

Cuando estés sola, trata de alterar tus sentidos hasta llegar a la excitación. Permite que de tu cuerpo fluya el líquido transparente, blanco y espeso.

Cuando lo logres, con la jalea real lo has de mezclar y sobre toda tu piel tu cuerpo ungirás. Cuanto más tiempo de excitación tengas, mayor cantidad también tendrás.

Esta preparación no se debe conservar, solo puedes usarla mientras fluye de tu ser. Si las aplicas en tu rostro, senos y cintura, un gran cambio en tu cuerpo vas a ver.

Igual sirve para la suerte, el efecto puede durar hasta la noche de novilunio. Si deseas más tendrás que esperar a la noche luna de llena.

Si tienes confianza con otra mujer, las dos pueden compartir su fuerza mágica. No hay nada de malo en esos encuentros, dependerá de tu libertad.

Empoderamiento celestial

En las noches de cuarto, menguante cuando la luna casi desaparece en el novilunio. Esto harás:

Coloca al sereno una jarra con agua, en ella pondrás: flores de color amarillo, una chispa de oro y un dedal. Busca una vela amarilla y al atardecer haces el ritual.
Dejando el agua toda la noche, al otro día, en la hora crepuscular, la pondrás en el fogón solo a calentar.

Todo debe estar mezclado, las flores, el oro y el dedal.

Con esto listo al baño, has de llevar, enciende la vela, déjate llevar, humedece tu piel con la mezcla, mientras buscas darte placer. Humecta todo cuerpo, con la mágica poción. Dedica a tu cabello especial atención, que ti quedé impregnado, eso te dará la atracción.

Luego de unos minutos. Permite que tu piel absorba todo el poder, iluminada por la vela, lo percibirás. Abandona todo pensamiento, solo debes sentir. Luego que termines de bañas de forma normal.

Usa cremas y ungüentos después del ritual. Cuando la luna vuelva a crecer el dedal bajo tu cama pondrás, por tres lunas llenas lo debes dejar. Al pasar ese tiempo ya lo puedes guardar.

Con los días te darás cuenta del poder. Eso sí, ten cuidado con quien deseas compartir.

Noche de pasión y magia

Las heteras realizaban un viejo ritual. Cuando querían que un amante volviera y no las fuera a olvidar.
Luego de la pasión, cuando los fluidos de los dos se mezclaban. La hetera espera estar en soledad. Cuando esto pasaba a la ducha corría y con leche fría agregaba 12 de gotas de miel. (Representa el año solar)

Luego todo mezclaba, recordando al amado, explotando de pasión. Sobre su piel la leche derramaba, mientras lo imaginaba repitiendo su nombre, hasta terminar la emoción.

Después se duchaba, y al revés se ponía la ropa interior.

Cuando el amante volvía lo cual ocurría a los pocos días, ella con indiferencia lo trató. Esperaba que se desesperara y cuando así lo veía, el ritual repetía, dominando la pasión.

Cuando ya no quería que él molestara, hacía lo mismo, pero en lugar de miel, 12 gotas de vinagre, debía poner.

Ten cuidado con un amante alejar, probablemente después lo tengas que buscar, igual, atrapada en el ritual puedes quedar si lo haces mal.

Toda mujer tiene poder, en las estaciones mil rituales pueden hacer. Como brujas naturales que son, deben aprender, de las viejas artes a tener su poder.

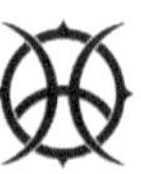

Hécate y la multiplicación

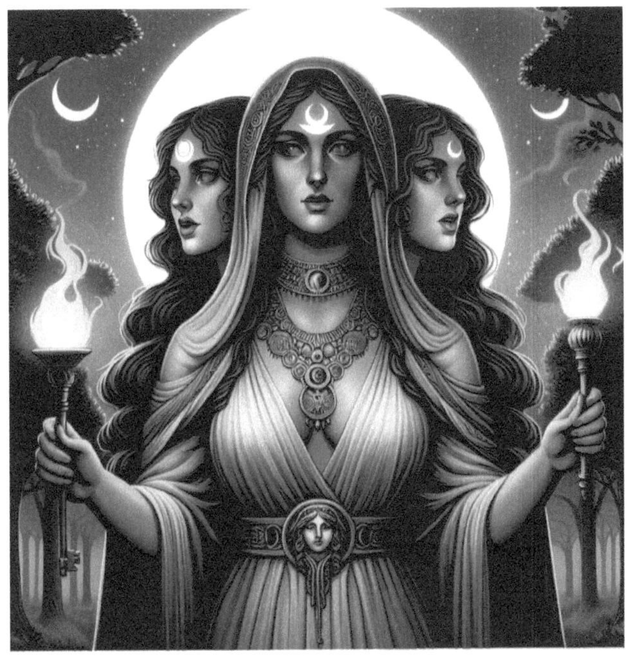

La primera mujer que se empoderó cuenta una historia fue la que a dios enfrentó. Hizo lo que quiso y ella fue la que mando.

Hécate la gran diosa al Olimpo reto, descubrió los poderes de la luz y la oscuridad, ella con sus tres rostros domino el mundo celestial y hasta el mundo de los muertos, en el Hades del más allá es la dueña de los fantasmas y la eternidad.

Las mujeres que se unen, siempre un gran poder, donde tres brujas se encuentran, no hay nada que las pueda dominar.

Si este documento, así lo consideras que otras lo deben leer, comparte el enlace, quizá se empoderen también. **Omarhejeile.com**

Si te gusta la magia y quieres los secretos de Hécate conocer, la historia no contada de brujas y poder, escriben en nuestro foro. Y quizá lo llegues a saber.

Omar Hejeile Ch.

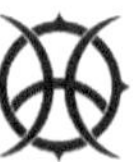

www.ingramcontent.com/pod-product-compliance
Lightning Source LLC
Chambersburg PA
CBHW051252250726
48656CB00004B/1245